自律神経の名医が教える

健康の正体

小林弘幸

JN122328

サンマーク
文庫

健康とは
37兆個の細胞の一つひとつに
質のよい血液がたっぷりと
流れていることである。

はじめに

私たちは何を目指して「健康」になりたいのか

毎年の初詣では、どんなことを願いますか？

「今年一年、家族が健康でありますように」ではありませんか？

とくに、一度、大病を経験した人は、「とにかく健康でいられるなら多くは望まない」と口を揃えます。彼らは、健康でいなければ、ほかの多くの何一つも手に入らないことを知っているのでしょう。

私自身も、57歳のとき「急性咽頭蓋炎《きゅうせいいんとうがいえん》」を患い、呼吸ができなくなって死を身近に感じました。このとき、健康が何より大切であるということを身をもって知りました。

このように、多くの人が「健康でいたい」「健康になりたい」と強く願っているためか、「健康市場」は拡大する一方です。「日本再興戦略」によれば、日本国内のヘルスケアの市場は2013年に16兆円規模まで達しており、2030年には37兆円まで拡大することが予測されています。

また、厚生労働省からは、2017年度の国民医療費が43兆円を超えたことが発表されました。

この金額の分だけ、日本国内の人が健康になろうとしているわけです。

しかしながら、「健康とは何か」という本質的なことについて、正しく理解できている人は少数派です。

それどころか、健康であろうとするために健康を害している人が山ほどいます。

ここで一つ、質問をさせてください。

本書を読んでくださっているあなたは、間違いなく生きているわけですが、そもそも、健康であるとはどういう状態を指すのだと思いますか。

病気にならないことでしょうか？

健康診断の結果がオールAであることでしょうか？

どちらも間違いとは言いきれませんが、正解でもありません。

私たちが、健康な状態で生命活動を行っていられるのは、質のよい血液が全身を巡っているからです。

健康とは、いかに質のよい血液を一つひとつの細胞まで運ぶことができるかによって決定されるのです。

巷《ちまた》にはたくさんの健康法がありますが、もしあなたが「健康」を目指すのであれば、まず「質のよい血液が全身を巡る」ことを意識し、それを目指すべきです。医療は発展し、数十年前まで治すことができなかった病気も、今は完治させることができます。しかし、よくよく考えてみてください。

私たち人類の体は、遠い祖先の時代から何ら構造上の変化をとげていません。

あなたが健康でいるためにしなければならないことは、たくさんのお金をかけることでも、奇をてらった医療行為をすることでもありません。

まず、当たり前のことを当たり前に行うことなのです。

あなたに健康を
もたらすのは、
医師でも
サプリメントでもない
あなた自身だ

では、そのために、いったいどうすればいいのでしょう。

あなたは、具体的な改善策を持っているでしょうか。

結論から言えば持っています。持っているけれど、それに気づいていないだけです。


具体的要素については後述しますが、血液の質と流れをよくするために、つまり本質的な健康を手にするために必要なのは、「王道」です。

食事や睡眠、運動習慣といった基本的な日々の暮らしを適正化することです。

もっと詳細に言えば、手を洗ったり、野菜を食べたり、歩いたり、お風呂で湯船に浸かったりといった当たり前のことです。

決して、トリッキーな方法ではありません。

しかし、その当たり前のことを軽視しているのが現代人なのです。


ここで、大事なことを確認しておきましょう。

あなたが長引く便秘に悩んだとき、下剤を飲めば楽になるでしょう。

しかし、それであなたが健康体になったというわけではありません。

もし、あなたが「真の健康を手にしたい」と願っているなら、もっと根本的なところから体質改善を図らなければなりません。

この「根本」から目をそらし続けているのが現代人だと、私は強調しておきたいのです。

もちろん私は、最新医療や薬を否定しているのではありません。

私自身、医師として毎日多くの患者さんを診察し、適切な投薬を行っています。

ただし、患者さん自身にしかできないこともあります。

私は腸の専門医ですので、便秘の患者さんをたくさん診《み》ます。初診段階では対症療法としての下剤投与も行いますが、同時に、便秘を解消するための食事や運動法について説明します。

しかしながら、こうしたことをちゃんとやるかやらないかは患者さん本人にしか決められません。

私のアドバイスに耳を傾け、生活を抜本的に見直し、変えていくことができた患者さんは、便秘が治るだけでなく、血液の質と流れも改善されます。おのずと全身状態も劇的によくなっていきます。

このことは、医師として長い間たくさんの患者さんと接してきた私が、この目ではっきりと確認した間違いのない現実です。

その経験から私は、健康には「王道しかない」と確信しているのです。

大学病院に足を運ぶ患者さんの中には、大変な勉強家がいます。彼らは、絶えず新しい情報や、エビデンス（根拠）を求めています。

「先生、雑誌にこんなことが書いてあったんだけど……」

「この新しいサプリメント、試してみたいと思っているんです」

便秘の治療法についても、いろいろと提案してきます。

それを聞いていて私は、「もっと上手に役割分担ができないものか」と思ってしまいます。

医師と患者さんの役割分担です。

私たち医師ができることは、現代の医学で証明されている範囲における最善の治療です。もちろん、そのためにいろいろ勉強もしています。おそらく、治療法については患者さんよりも適切な判断をしています。

一方で、医師は患者さんに代わって生活することはできません。

誰かが私に「健康になるために何をすべきか」と聞き、私が「毎朝コップ1杯の水を飲みましょう」と答えたら、いったい何人の人が実践するでしょうか。もしくは「20分間のウォーキング」や「ゆっくり深呼吸すること」でもいいでしょう。

しかし、これらの聞き慣れた健康法は、なかなか現代人に届かなくなっています。

今まで
どうやって生きてきたかが、
これからの
あなたの免疫力を変える

たくさんの健康情報がテレビやインターネット、書籍や雑誌を通してあふれるようになってからというもの、私たちは「何か新しいもの」や「奇をてらっているもの」のみに反応しがちです。

このことに私は大きな危機感を抱いています。

断言します。健康になるためには「王道」の方法しかありません。

でも、便秘の患者さんに、朝コップ1杯の水を飲んでもらうことや、便意がなくても朝食後は便座に座ってもらうことや、お風呂でお腹をもんでもらうことは、あくまで「やってくださいね」とお願いするだけであって、それを強制することも、やっているかどうか確認することも私にはできません。

結局のところ、医師が主体となってできるのは対症療法の部分であり、本質的な解決は、患者さん本人によるところが大きいのです。

どうか、思い起こしてください。

世界中を震撼させているCOVID-19（新型コロナウイルス）から身を守る方法として、医学的に推奨されたのは、どんなことだったでしょう。

その最たるものは、丁寧な手洗いやうがいでした。加えて、バランスのよい食事や充分な睡眠。

これらはどれも、基本中の基本です。私たち日本人にとって、子どもの頃から親や学校の先生に口うるさく言われてきたことばかりです。

そうしたことを軽視せず、しっかり習慣にできていた人は、ひとつも慌てることなく対処できているでしょう。

そして、実際に免疫力を最良の状態に保ち、健康を維持できているはずです。

一方で、「何か新しいもの」や「奇をてらっているもの」を追いかけている人に限って、怖い病原体には太刀打ちできないのです。

ここで、とても重要なことを確認しておきます。

今までどうやって生きてきたかが、これからのあなたの免疫力を決め、これからどう生きていくかが、将来のあなたの免疫力を変えます。

おかしな健康法に振り回されている場合ではありません。迷うことなく、王道を進んでいきましょう。

あなたはすでに未病にある

「現代人はあまねく未病状態だ」とよく言われます。

「未病」とは、発病には至っていないものの健康とは言えない状況を指しています。

たとえば、「なんとなく疲れが取れない」とか「なんとなくよく眠れない」というケース。このときの「なんとなく」という言葉はくせ者です。

理由もなく疲れが取れない、理由もなく眠れないということはありません。

本当はちゃんと理由があるのですが、「なんとなく」でごまかして、根本的原因と向き合わないでいる状態は、立派な未病です。

自覚症状は何もなくても、血液検査で小さな異常が出ていればすでに未病を一歩超えていますし、逆に、健康診断の結果が「オールA」であっても、ストレスをためてイライラしたり、怒りっぽくなったりしているような人は健康ではありません。

これもまた、未病と判断していいでしょう。

こう考えると、現代社会では、たいていの人が未病に陥っています。

そして、それを放置していることで、やがて何かしらの症状をきたします。

未病状態でのあなたの選択が、健康でいられるのか、病気にかかってしまうのかの分かれ道になるのです。

このときになって人は、「自分は病気になってしまった。健康を損ねてしまった」と慌てるのですが、実は、それはもっと前に血液の質と流れの低下というかたちで始まっていたわけです。

逆に言えば、血液の質と流れさえ良好に保っていれば、未病状態からも脱し、本質的な健康を手に入れることができます。

生きることに
疲れ始めていませんか

ところであなたは今、おいくつでしょうか。

もし、私と同じ50代かその前後なら、過ぎ去った時間を懐かしむことが増えたのではありませんか？

もしかしたら、若い頃には興味のなかった同窓会などにも、いそいそ参加しているかもしれませんね。

白状しましょう。私自身そうなのです。私は最近、やたらと昔の同級生たちと会う機会が増えています。

それは私に限ったことではなく、ある年代になると人は自然と立ち止まり、過去を振り返りたくなるようです。そして、「もし、時計の針を巻き戻せるなら……」と、どうにもならないことを考え始めます。

もしくは、「元気に動けるのはあと20年くらいかな」と、残りの自分の時間をカウントすることもあるでしょう。

私の場合、50歳を超えた頃の数年間、無気力な気持ちに襲われていました。

何をするにも面倒で、疲れていて、日々を楽しんで過ごしたいという余裕がありませんでした。そして、ぼんやりと過去を振り返ることが多くなりました。

ただし、私たち50代が「あの頃に戻れたら……」と感じる「あの頃」とは、10代や20代の青春真っ盛りではありません。せいぜい、30代から40代のことです。

そして、60代になれば40代から50代に、70代の人は50代から60代に戻りたいと口にします。これは、40代であろうと30代であろうと同様で、みんな、10〜20年の歳月を元に戻してみたいと思うのです。

なぜでしょう?

仕事や結婚を含め人生をやり直したいとか、単純に若返りたいというのであれば、高校生くらいに戻るのが最適でしょうに、なぜ10〜20年前なのか。

おそらく、私を含めた多くの人が、「過去、10〜20年の間に何かをやり残している」と感じているのです。

そして、それは自分の人生の価値に関わる重要なことであり、「やろうと思えばできたのにやらなかった」ことなのでしょう。

仕事、恋愛、勉強、遊び……人によってやり残したと後悔する内容は違うでしょうが、それらすべての根本にあるのは健康です。

私たちはいつも、過去10～20年間において、自分の心身を案外、粗末に扱っており、その結果として何かをやり残した思いにとらわれているのではないでしょうか。

膵臓《すいぞう》がんでこの世を去ったスティーブ・ジョブズは、亡くなる前に印象的なメッセージを残しています。そこには、こんな一文があります。

――物質的なものは失ってもまた見つけられる。しかし、再度、見つけることができないものが一つだけある。それは、人生、命だ。

手術室に入る前に、人はまだ読み終えていない本が一冊あったことに気づく。そのタイトルは『健康な生活を送る本』というものだ。――

ジョブズは、自分はビジネス上で大成功を収めたけれど、そこで得たお金や名声などは、命の終わりに近づいてくれば、たいした価値はないと言っています。ジョブズの人生は、周囲から見れば大成功の極みでしょう。しかし、何をもって人生の成功と言えるのかはわかりません。たぶん、死ぬときになって人は「自分の人生がいいものであったか否か」を知るのでしょう。

当時、無気力だった私も、急性咽頭蓋炎を患い、突然目が覚めました。それまで無気力でもできていたことがとたんにできなくなり、息もできなくて「死」という言葉が頭をよぎります。今は完治しましたが、このことによって、いかに自分自身が忙しさのあまり「当たり前」のことをおろそかにしていたかに気づきました。

私はまず、おろそかにしていた当たり前のことを丁寧にこなしていくことから始めました。患者さんにお伝えしていることを自分でも徹底していきます。といっても忙しい毎日の中では、当たり前のことをやるのですらなかなか大変です。通勤時に階段を使うことも最初はきつく、くじけそうになりました。でも毎日続けることで、少しずつですが、自分の体が変わっていくのを日々発見していくことができました。

すると、体が元気になっていく過程で、無気力だった心までもが前向きになっていきました。できることが少しずつ増え、新しいことにチャレンジしていきたいという気持ちも生まれました。

できれば、残りの人生は笑顔で、健康で自分らしく日々を過ごしていきたい。

そして「私はいい人生を生きた」と思って死んでいきたいという思いが、今の私には強くあります。

そのために必要なのは、ただ長生きすることではないと私は考えています。

少なくとも、10～20年前の自分のあり方を悔いる繰り返しとは決別しなければなりません。

本書では、私たちが望んでいる健康な状態はどうしたら得られるのかに迫り、あなたの命そのものである心身について本質的な見直しを図っていきたいと思います。

ご一読いただくことが、「自分の人生において本当に大切なものは何か」について今一度、考え直すきっかけとなってくれたなら幸いです。

順天堂大学医学部教授　小林弘幸

序章　健康の正体とは何か

1章

きれいな血液の出発点は腸だった

2章

どうして自律神経は大切なのか

3章

健康でいるためには「いい脳」をキープしなさい

4章 老いるほど筋肉が必要な理由

5章 後悔しない病院と医師との付き合い方

イラスト……瀬川尚志
図版……WADE
カバー写真……篭原和也
ヘアメイク……川口陽子
校正……ディクション
協力……中村富美枝
編集……片山緑（サンマーク出版）

序章

健康の正体とは何か

すべての始まりは
血流にある

大きな総合病院に行くと、内科・外科の区別のほかに、呼吸器科、消化器科、泌尿器科……と臓器の分野ごとに専門が分かれていますね。

もし、あなたが心臓疾患を心配して総合病院を訪れたなら、まずは循環器内科の受診をすすめられるでしょう。

この「循環」とは、血液やリンパ液が体中を巡ることを指しており、心臓の働きもそこに包括して考えられているわけです。

さらに、循環器内科医の診察によって「手術が必要な状態だ」と判断されたら、今度は心臓血管外科に回されるはずです。あるいは、「心臓血管外科医」という肩書きを持った医師が手術を担当してくれるでしょう。

心臓と血管は一体のものとして捉えられているので、心臓科ではなく心臓血管科という呼び方になります。

つまり、心臓と血液は切り離して考えることはできないものなのです。

そもそも心臓は、いったい何の目的があって休むことなく動き続けているのでしょうか。

それは、絶えず、体の隅々まで血液を送り込むためです。

私たちが生きていられるのは、心臓が動いているからというより、むしろ「血液が循環しているから」と言ったほうが正確なのです。

私たちは、酸素を吸って二酸化炭素を吐き出すために呼吸をします。呼吸で取り入れた空気は肺に行きますが、その酸素を体の隅々まで運んでくれるのは血液です。

食べ物から摂取した栄養素も、胃で消化され小腸から吸収されたあとは、血流に乗って全身に運ばれます。

体重1キログラムにつき約80ミリリットルの血液が、体の中を巡っています。体重60キログラムの人の場合は、約5リットル弱の血液が流れていることになります。

健康であるためには、この血液の質がよく、たっぷりある状態で、絶えず体の隅々まで流れている必要があります。

私たちの体は、実に37兆個もの細胞から成り立っています。

その膨大な数の細胞一つひとつに酸素や栄養を行き渡らせているのは、ほかならぬ血液です。そして、その活動が停滞することは、命の終わりを意味します。

たとえば、糖尿病が進行すると、足の指先などに「壊疽《えそ》」を起こすことがあります。糖尿病は血液の質と流れが悪くなる病気の典型ですが、末梢《まっしょう》の毛細血管まででいい血液が行かなくなることで細胞に酸素も栄養も送れず、腐ってしまいます。これほど重篤でないにしろ、質のいい血液が絶えず循環していなければ、体のどこかの細胞が腐って死滅してしまうわけですから、健康とはほど遠い状態になります。

心筋梗塞や脳梗塞はもちろん、認知症や疲労、腰痛の多くも、元をたどれば血流がよくないために起こる病気や症状です。このように、血流が原因で全身にさまざまな不調をもたらすことがわかっています。

また、老廃物の処理ができるのも、血流あればこそです。

腎臓は血液中の老廃物を濾過《ろか》し、尿として体外に排出する重要な役割を担っています。その老廃物は、体中の細胞から血液が回収しているのであり、血液の質と流れが悪化して回収能力が落ちれば、全身状態にひどく影響します。

もちろん、腎臓自体が機能しなくなれば老廃物がたまり、尿毒症を起こして死に至ります。こうしたことから、たしかに腎臓は大切にしなければいけないのですが、そもそも腎臓が悪くなるのは血液の質がよくないからです。

糖尿病の人は腎臓を悪くし、人工透析を必要とするケースが多くなります。それも、糖の多い血液が腎臓の膜を痛めつけるからです。

ただの赤い液体にしか見えない血液ですが、私たちの健康を維持するために、主に以下のような働きをしています。

1 酸素や栄養を運ぶ

2 免疫細胞を運ぶ

3 老廃物を回収する

4 水分を維持する

5 体温を維持する

どれもこれも、私たちが生きるためには絶対に欠かせない要素です。血液の質と流れが悪くなるということは、これらの働きが鈍くなることであり、病気への道を突き進むことを意味します。

「健康の正体とは何か」と問われれば、そのすべての始まりは血流だと答えることになります。

「私は胃が弱くて」

「最近、肝臓の数値が高いんですよね」

「季節の変わり目になると頭痛が……」

30歳を過ぎたあたりから、多くの人が、自分の健康上のウイークポイントを口にするようになります。

彼らは、「そのウイークポイントさえ改善すれば、自分は完全な健康体なのだ」と考えているかのようです。

しかし、私たちの体において、どこか一部分だけ悪いということはありません。

「すぐに胃が痛くなるけれど、健康診断の結果には異常はない」という人は世の中にたくさんいます。

しかし、そういう人は単に血液検査の数値上のことを言っているだけで、やはり全身に不健康の兆しは出ているのです。

そもそも、胃、肝臓、腎臓……などと、臓器をバラバラにして健康を語ること自体、間違っています。

私たちの体は、血液ですべてつながっているのです。

血管には、大きく分けて動脈と静脈があることはご存じでしょう。動脈は酸素や栄養を運ぶ役割を、静脈は老廃物を回収する役割を、それぞれ主に担っています。

心臓から送り出された血液は、動脈を通って毛細血管から体の各部位に送られ、再び毛細血管から静脈を通って心臓に戻ってきます。

もちろん、実際にはこんなに単純ではなく、途中、肝臓で解毒されたり、肺で酸素交換をしたりという過程があります。

しかし、いずれにしても、体中を血液がぐるぐる巡りながら、生きるために必須の酸素と栄養を細胞に届け、入れ替わりに老廃物を回収しているということはわかるでしょう。

その血液は、脳と心臓だけを行き来しているとか、腎臓と心臓だけを行き来しているというわけではなく、全身を巡っています。

血液の巡り方

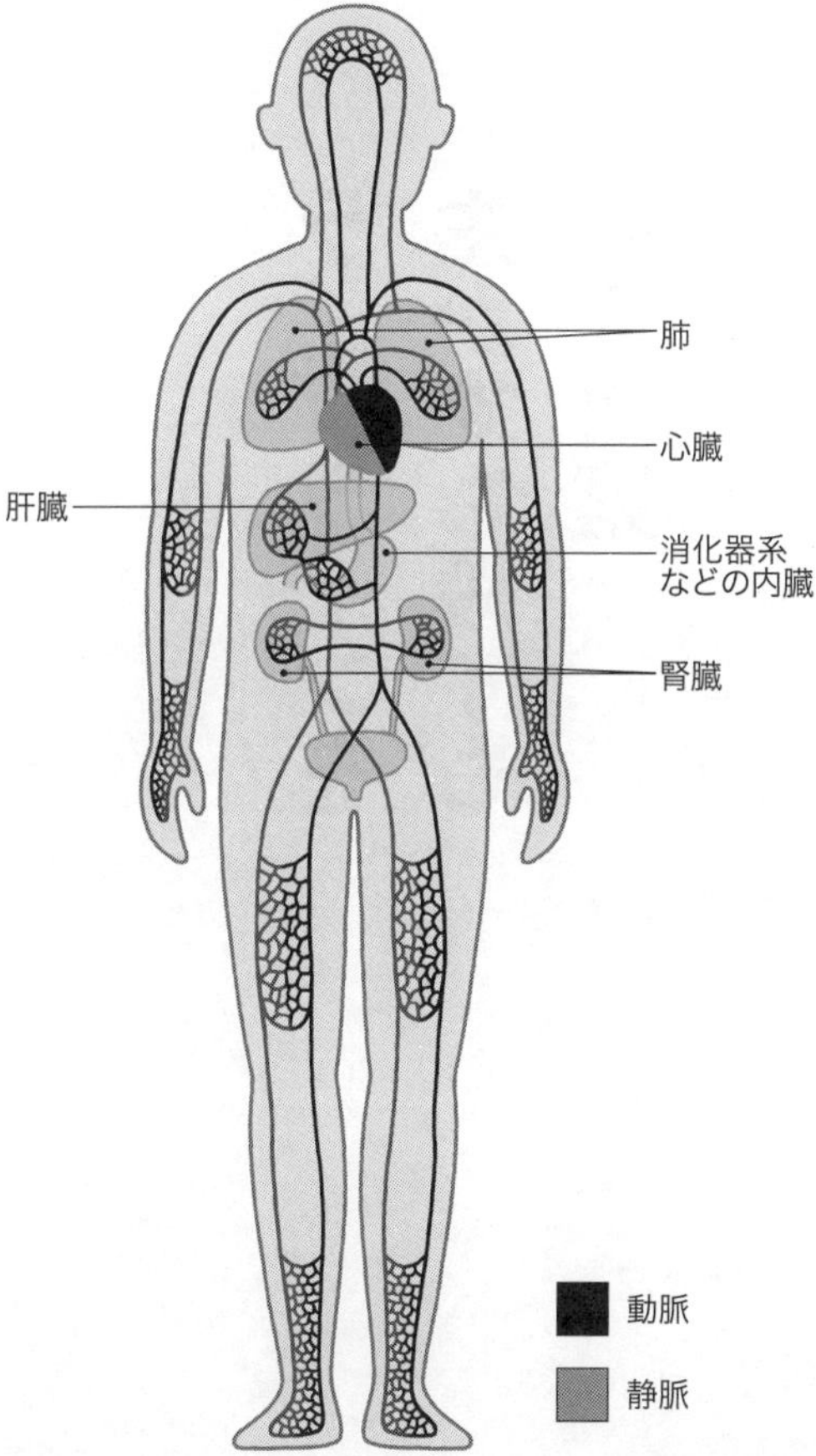

まさに、血液で私たちの全身はつながっているのであり、どこか1カ所だけが病に冒されているという状態は、本来ありえないことなのです。

ライフラインを生かすも殺すも血液次第

健康の正体を知って、真の健康を手に入れたいなら、血液の質と流れを第一に考える必要があります。

当然血液は血管を通って全身に運ばれるのですが、私たちの体には、大動脈のような大きな血管から、糸のように細い毛細血管までが張り巡らされています。健康のすべてである血液が通る血管はまさに、私たちにとってライフラインのような存在です。このライフラインは、心臓に近いほど大きく太く、体の末梢へと向かうほど細くなっていくと考えていいでしょう。このうち、大きな血管に障害が起きれば、即、命に関わるということは想像がつくのではないかと思います。

たとえば、大動脈にこぶができる大動脈瘤《りゅう》や、裂け目ができる大動脈解離という状態は非常に危険です。それらが破裂してしまえば大出血を起こしてショック状態に陥り、致死率も非常に高くなります。心臓の冠動脈が詰まりかければ狭心症、詰まってしまえば心筋梗塞を起こし、これまた命に関わります。

さらに、脳の血管が詰まれば脳梗塞、切れれば脳出血を起こし、やはり命を落とすか、助かっても重篤な後遺症を抱える可能性が高くなります。

こうしたライフラインである血管に起こる恐ろしい症状も、もとを正せば血液の質と流れに問題があるのです。

いい血液がサラサラ流れていれば、年齢を重ねたからといって血管は破れるほど傷まないし、血管を詰まらせる血栓も生じません。

逆にドロドロの血液は質も悪く血流の速度も遅くなるため、全身に栄養を運ぶことも老廃物を回収することもスムーズにできなくなり、冷えや倦怠感など全身に不調が出やすくなります。

いちばん恐ろしいのは、ドロドロの血液が血管を傷つけ、動脈硬化を進行させることです。それによってプラークという粥《かゆ》状のかたまりができ、血管というライフラインそのものが破壊され、命を落としかねない重大な血管事故が起きてしまいます。すなわち、あなたの健康が根幹から損なわれてしまうのです。

繰り返しになりますが、**「質のよい血液が細胞の一つひとつに届くこと」が健康への始まりであり、そのすべてでもある**のです。

60代以上の健康は、毛細血管で差が出る

血液の質がよければ毛細血管もよく働いてくれて、大きな血管が元気でいられます。血液の質と流れが悪いことで一部の毛細血管が働かなくなると、その分、大きな血管の負担が重くなってしまいます。

残念ながら、加齢に伴って、大きな血管も毛細血管も老化していきます。

老化による障害が大きな血管に起きれば危険だということはわかっていても、毛細血管については、さほど深刻に考えない人がほとんどです。

しかし、それは甘い認識と言えるでしょう。

というのも、毛細血管は老化すると消滅してしまうからです。

傷つくとか弱まるなどという次元を超えて、なくなってしまうのです。

ベルギーのリエージュ大学付属病院が2008年に行った報告では、加齢に伴って毛細血管の数が激減することがわかっています。60歳以上の人の毛細血管数は、20代に比べ40%も減少しているということでした。

もっとも、この数字を見てもまだピンとこないかもしれませんね。

実は、そもそも私たちの肉体に存在する血管の99％は毛細血管です。

つまり、加齢によって、全身に血液を送る機能の４割が失われていくということなのです。

これまで全身の細胞に届けられていた酸素や栄養は４割カット、老廃物の回収も４割は取りこぼされる。毛細血管について無関心でいると、こういう状態に陥ってしまうことになります。

それに、毛細血管の数が減れば、その分、必然的に大きな血管の負担が増え、障害を起こす可能性も高まります。毛細血管を軽く見てはいけないのです。

ただし、運動の刺激によって、消滅してしまった毛細血管が再生していくこともわかっています（185ページ参照）。

同じ60代、同じ70代でも、人によってその健康度合いに大きな違いが出てしまうのは、老化によって失われた毛細血管を、再生できている人とそうでない人がいるからとも言えるのです。

未病を未病のうちに解決するためのカギとは

現代人である私たちが100％健康であることは難しいと言えるでしょう。

少しのストレスや環境の変化で私たちの体は揺らいでしまいます。

そのため多くの人が未病の状態です。


大切なのは、未病を未病のうちに解決し、なるべく早く健康体に戻すことです。**未病の状態から健康に戻せるのか、あるいは重篤な病気へと進行させるのか、このカギを握っているのは「免疫力」**です。


風邪をひいたときに、薬を飲まなくても寝ていればやがて治ってしまうのは、免疫力が働いているからです。

私たちの体内では、毎日のように小さながんの芽が発生していますが、免疫力によって押さえ込まれ、がんを発病せずに済んでいます。

逆に言えば、免疫力が弱まると、あらゆる病気が治りにくくなり、また、大病を発症するリスクが大きくなります。

では、そもそも免疫力とはどういうものなのでしょう。

一口に言うと、「免疫細胞の働く力」です。

私たちの体の免疫システムは、「自然免疫」と「獲得免疫」の二重構造になっています。

自然免疫は、体内に入ってきた細菌やウイルスをいちばん早く察知して闘う、前線部隊のようなものです。ナチュラルキラー細胞やマクロファージがよく知られています。

一方の獲得免疫は、細菌やウイルスとの戦闘を繰り返し、経験を積んでより強力になっていますが、フットワークは自然免疫よりも劣ります。

ヘルパーT細胞、キラーT細胞、B細胞などが、その代表格です。とくにキラーT細胞は、異常ながん細胞を発見し殺してくれる重要な免疫細胞です。

これら免疫細胞は単体で働いているというよりも、それぞれ連絡を取り合い、役割を分担しています。言ってみれば、チームを組んで体中のパトロールをしてくれているのです。

免疫細胞はすべて、造血幹細胞からつくられる血液細胞です。

また、その活動は血液やリンパ液の流れにのって行われます。

血液の質と流れがよければ、免疫細胞も存分につくられるし、がん細胞などを見つけて退治するパトロールも順調に進みます。

免疫力は20代がピークで、50代ではその半分に落ちると言われています。

このことは、加齢によって血液の質と流れが悪化することと無関係ではありません。


高い免疫力も、血液次第と言えるのです。

健康であること

＝

選択肢が無限である

私の知人女性の夫は、50代後半という若さで亡くなりました。末期の大腸がんでした。

専門医である私からすると、大腸がんで命を落とすというのはあまりにも悔しい話です。大腸がんは、早期に発見すれば完治できるし、早期発見が充分に可能だからです。

どうやら知人の夫は、お腹の具合がよくないことを自覚しながらも病院に行かず、がんが大きくなって腸閉塞を起こすギリギリの段階まで放置してしまったようです。その間にも血便などいくつかの兆候はあったでしょうが、見逃してきたわけです。

さらに言うならば、10～20年前の時点で「そろそろ健康管理をしっかりしなければいけないぞ」という自分の内なる声を聞いていただろうに、それを無視してしまったのではないかと思います。

こういう残念なかたちで命を落としてしまう人は、本当に多いのです。

もちろん、どうしても治しきれない病気はあります。

私の母は、若くして膵臓がんで亡くなりました。

母は、普段から健康に気を配っていたし、がんが発覚してからというもの、本人も周囲も治療に手を尽くしました。それでも膵臓がんには勝てませんでした。

だから、それが母の天命だったのでしょう。

天命ならば、受け入れるしかありません。

しかし、人生を途中で不本意な方向に変えてしまった病気やケガの大半は、本来であれば防げたものです。防げたはずなのに手を抜いて、結果的に自分で招いてしまった部分があるのです。

平昌《ピョンチャン》オリンピックのフィギュアスケートで見事に金メダルを獲得した羽生結弦選手に、大先輩であるロシアのエフゲニー・プルシェンコ氏がメッセージを送りました。

そこには、祝福とともに、「健康が第一だから、とにかく体を大事にしてくれ」といった内容のいたわりの言葉が含まれていました。

まだ20代前半の若者に対し健康に言及するとは、ちょっと奇異な印象を受けるかもしれません。

しかし、自分自身もケガと闘いながら偉大な成績を残してきたプルシェンコ氏は、無理を重ねていただろう羽生選手の体のことが心配だったのだろうと思います。

フィギュアスケートに限らず、またスポーツ選手に限らず、一つのケアレスミスによってその後の人生が大きく変わってしまうことが多々あります。病気やケガをしないよう細心の注意を払うことは、順調なときにこそ取り組むべき重要なテーマなのです。

私自身、苦い経験をしています。

私は幼い頃からスポーツが好きで、とくに大学進学以降は、まさに「ラグビー漬け」の生活を送っていました。

ところが、最終学年、つまり医学部6年生のとき、私は練習中に大ケガをしました。

ケガをした原因について、今でもはっきりと思い出すことができます。いつもはちゃんと行うウォーミングアップを、その日に限ってちょっとだけ手を抜いてしまったのです。

「うーん、まあいいか。時間もないし、このへんで……」

本当はきちんとやらなければいけないとわかっていながら、やらなかった。

その結果、ラグビーをあきらめざるを得なくなりました。

もし、やるべきウォーミングアップを行っていれば、その後もラグビーを続けており、違った人生があったでしょう。私はあのときの一瞬の手抜きによって、いくつかの可能性を失いました。

私たちの人生は選択の連続です。

健康でいるためにもいくつかの重要な選択を行わねばなりません。

どうか、それを軽く考えないでください。

健康なときには気づかないのですが、病を得ると、とたんに選択肢の多くが失われてしまうのです。

健康は他人に害される

紅茶キノコ、タマネギスープ、ココア、リンゴ、パイナップル……ある一定の周期で、「○○健康法」が大ヒットします。テレビの人気番組で「○○が健康にいい」と放送されると、その食材がスーパーマーケットで売り切れてしまうということもしょっちゅうです。

それだけ多くの人が「健康でいたい」と思っている証拠ですが、こんな流行に飛びついているようでは、とうてい真の健康は手に入りません。

よくよく考えてみてください。

私たち人類の体は、遠い祖先の時代から何ら構造上の変化をとげていません。それなのに、健康を守るための流行があること自体おかしいと思いませんか？

現代社会には「健康市場」が存在し、非常に活況を呈しています。

はっきり言って「健康ものは儲かる」のです。

サプリメントや健康器具のテレビCMを見ない日はありません。「○○のおかげで本当に元気になりました」と宣伝している画面には、「これは個人の感想です」と小さく言い訳が書いてありますね。私たち医師からすると怪しいものがいっぱいありますが、高いお金を払って買う人が多いから、大々的なテレビCMが打てるのでしょう。

私はよく「健康は他人に害される」と言っています。

ストレスのもとになる人間関係、SNSに投稿された友人の自慢げな記事、通りがかりに因縁をつけてくる見も知らぬ人……こうした「他人」によってあなたの健康は害されています。「健康市場」もその一つなのです。

本当だったら真の健康を手に入れているはずの人たちが、「もっと○○を食べないとマズいらしい」「○○器具というのが効くらしい」と、さまざまな情報で煽《あお》られ、お金を使わされたあげく、不健康になっている。これが現状です。

現代社会に未病状態の人があふれかえっているのは、余計な情報があふれかえっているからです。

でも、その情報を拾うか捨てるかは、あなたが決めていいのです。

あなたの健康を害する「他人」を呼び込んでいるのは、あなた自身だということに気づいてください。

「これまでのあなた」を知る

これから本書を読み進めるにあたって、まず、あなたにやってほしいことがあります。

ノートでもチラシの裏でもいいので紙を用意し、あなたのこれまでの病気やケガ、精神的不調などについて、思い出せる限り書き出してください。

そして、

「なぜ、そうなったのか」

「今後、同じような事態に陥らないためにはどうしたらいいか」

についても書き出してみてください。

そのうえで本書を熟読してもらえば、これからの生き方が大きく変わってくるはずです。

これまでの健康の正体

□健康とは「全身37兆個ある細胞の一つひとつに質のよい血液が充分に流れている」状態のこと。

□未病を未病のうちに解決できるか否かは、あなたの日々の行動の選択次第。

□「健康市場」に振り回されてはいけない。

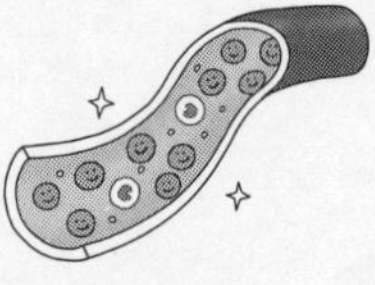

1章

きれいな血液の出発点は腸だった

「腸内ドロドロ」は「血液ドロドロ」以前の問題

一時期、「血液ドロドロ」「血液サラサラ」といった言葉があちこちで使われました。血管の中を自分で見ることはできませんが、「ドロドロ＝悪」「サラサラ＝良」という表現は、誰にでもイメージしやすかったのでしょう。

たしかに、ドロドロ停滞しているよりはサラサラ流れていてほしいのですが、単純にそれだけでくくれる問題ではありません。

「質」のよいたっぷりの血液がサラサラ流れていなければ、真の健康はつくれません。では、質のよい血液はどう保たれるのでしょう。


血糖値や悪玉コレステロール値が高い状態なら、血液の質はよくなさそうだということは多くの人が想像できるでしょう。

でも、単純に血液検査の結果だけで血液の質を判断することはできません。

実は、腸の環境こそが重要。

環境のいい腸が、きれいな血液の出発点なのです。

ここ数年、腸に関する研究が世界的に進み、腸内環境の悪化があらゆる病気の原因となることがわかってきました。

なかでも、血液に対する影響が大きいことが、あちこちで証明されています。それも当然で、腸内環境が悪ければ、毒素や有害物質が血液中に多く放出され、その質を大きく下げてしまいます。便秘で1週間も古い便をため込んでいたら、どれほど血液が汚くなるかわかるでしょう。

さらに、腸は炎症を起こすことでむくんだ状態になり（それを私は「むくみ腸」と呼んでいます）、腸の血流が悪くなります。

前にも述べた通り、全身は血液でつながっているのですから、腸の血流が悪くなれば、全身の血流が滞《とどこお》ってしまうのです。

若い女性に多いだけでなく中年以降の男性にも増える便秘や、ストレス過多の人にありがちな下痢など、現代人の腸内環境は間違いなく悪化傾向にあります。

腸内環境が悪ければ血液に問題が生じるのは明らか。「たかが便秘、たかが下痢」と侮ってはなりません。

腸内環境を改善するうえで、非常に重要な役割を担うのが腸内細菌です。あなたの腸の中には、「うじゃうじゃ」などという言葉では表現できないほど大量の細菌が存在しています。それが、あなたの腸内環境を、ひいては血液の質と流れを左右しているのです。

もともと、私たちの体は「細菌の巣窟」と言えます。

きれいな女優さんも、大邸宅で暮らすセレブも、みんな細菌だらけ。消化管、皮膚、口腔、鼻腔など、顕微鏡で見るとぎょっとするほど、さまざまな菌が蠢《うごめ》いています。

その数は、一人の人間の体を構成する細胞数（約37兆個）よりはるかに多く、およそ30倍近くの1000兆個に上ることがわかっています。

たとえば、全身の毛穴や皮膚の表面には約1兆個の細菌がいます。

また、いくら歯を磨いてもうがいをしても、歯と歯の間には球状、棒状、らせん状などいろいろな形の細菌が見て取れます。

なかでも、その大半を占めるのが腸内細菌で、1000を超える種類があり、重さも1〜1・5キログラムに上ります。あなたの大腸には、1000種類以上、1キログラム以上の細菌が住み着いているのです。

とはいえ、それはちっとも悪いことではありません。大腸にうじゃうじゃいる腸内細菌こそが、私たちの健康を守ってくれているからです。

実は最近の研究で、腸内細菌の多様性が損なわれることによって、糖尿病や肥満、がんや心筋梗塞などの生活習慣病およびアレルギーなどの自己免疫疾患を呼び起こすことがわかってきました。

そして、**本来であれば1000種類以上の腸内細菌が存在すべきところ、乱れた生活習慣や偏った食事などによってその種類を減らしてしまっている現代人が多くいる**こともわかってきました。

腸内細菌は、善玉菌、悪玉菌、日和見菌《ひよりみ》で成り立っていますが、現代人はその構成にひずみを生じさせているのです。

健康な人の場合、善玉菌が2割、悪玉菌が1割、どちらとも言えない日和見菌が7割を占めます。どんなに腸内環境がいい人でも悪玉菌はなくなりません。おそらく、まったく悪玉菌がいなくなってしまうと、善玉菌がさぼってしまうからではないかと思われます。

いずれにしても、善玉菌優位であることで全身の状態が整います。逆に、悪玉菌優位になれば、あらゆる病気にかかりやすくなります。

家を建てるときには、化学物質を多く使った質の悪い建材よりも、無垢の木材を多用したほうが住み心地がいいでしょう。それと同じように、**腸内細菌が善玉菌優位になることで、あなたの体は血液や内臓にとって住み心地がいいものになります。**

そのためには、善玉菌にとって住み心地のいい腸内環境にしてあげることも必要なのです。

お腹から
あなたを操る
腸内細菌を鍛えよう

第二次世界大戦が終結したばかりの頃の調査では、日本人の１日の大便量は約３００グラムでした。

ところが、現在では約80グラム。なんと、３分の１以下に減っています。

とはいえ、食べる総量が減っているわけではありません。

戦後まもなくはみんな飢えていたのに対し、今は飽食の時代なのですから。

現代のほうが食べる総量は増えているのに、圧倒的に少なくなっているのが食物繊維の摂取量です。そのため、大便のかさが減ってしまっているわけです。

「大便の量なんて減ってもいいじゃないか」と思うかもしれませんが、食物繊維の摂取量減少に伴って大腸がんやあらゆる生活習慣病が激増しているのです。

というのは、食物繊維は腸内細菌のエサとなり、腸内環境を整えるために欠かせないものだからです。

腸内細菌は、体外へ出ていく大便の中にも含まれます。

１グラムの大便に約１兆個の腸内細菌が存在していると言われています。このように、私たちは毎日の排便でたくさんの腸内細菌を排出していますが、新しい細菌も増えているためにバランスがとれています。

ところが、このバランスは簡単に崩れます。

偏った食生活はもちろんのこと、生活習慣の乱れやストレス、抗生物質の多用などによって、腸内細菌の構成が変わってしまうのです。

腸内細菌が悪玉菌優位になれば、便秘や下痢といった便通の異常で大腸に炎症を起こし、「むくみ腸」になっていきます。

むくみ腸は、腸の血流、ひいては全身の血流を滞らせます。

また、腸内で発生した毒素や有害物質によって血液の質を大きく下げてしまいます。

一方で、善玉菌優位で腸内環境がよければ、きれいな血液が全身を巡り、細胞の一つひとつに酸素や栄養をたっぷり運び、老廃物もしっかり回収してくれます。

腸の状態が、血液はもちろん、肝臓や心臓などほかのすべての臓器に影響を及

健康な腸

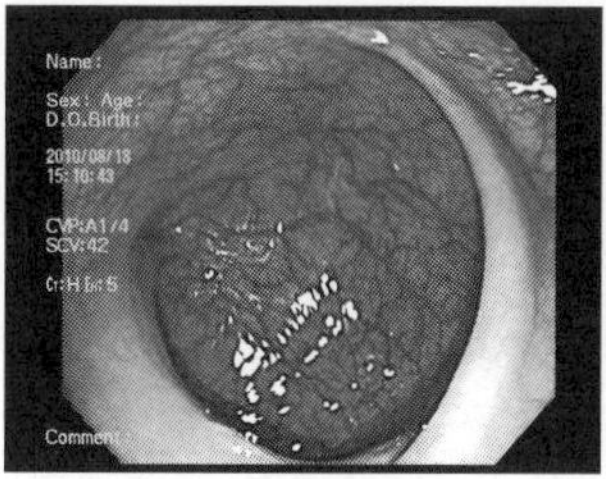

むくみ腸

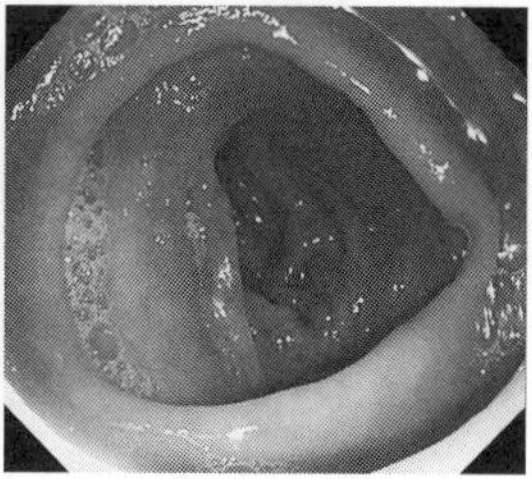

ぼすのは間違いありません。

実際に、頑固な便秘と決別できた私の患者さんは、肝臓などの血液検査の数値は軒並み改善し、冷え性、アトピー、肌荒れ、睡眠障害……と、一見、腸とまったく関係ないような症状まで治ってしまいます。

上の写真を見てください。健康な腸とむくんだ腸を比較しています。

健康な腸は表面もすべすべして、全体に引き締まった印象を受けます。一方、便秘が常態化した患者さんの腸は、赤く腫れ上がったようになっていますね。これが「むくみ腸」です。

経験者ならわかると思いますが、3日も大便が出ない状態だと、お腹がパンパンに張ってきます。

これを、みなさん「便が詰まっているから」と解釈します。しかし、それだけが理由ではありません。腸がむくんでしまっているために、より張って感じるのです。

こうしたむくみ腸は、腸の血流を滞らせ、全身の血流を悪くします。そのため、腸だけでなく足や顔など全身にむくみを生じさせます。

「朝、鏡を見たら顔がむくんでいた」というようなときには、腸もむくんでいると思って間違いないでしょう。ここでも、「血液によって全身はつながっている」ということを理解してもらえると思います。

なお、むくみ腸は、便秘だけでなく下痢でも同様に起きます。

便秘も下痢も腸の炎症のもとだからです。

便秘や下痢で腸壁の炎症が繰り返し起こっていると、そのたびにDNAに傷がつき、細胞が生まれ変わるときにエラーを生じさせます。

このエラーが、がんなどの病気につながっていくのです。

抗生物質は腸内細菌を殺してしまう

1930年代から戦後しばらくまで、日本人の死因のトップは結核でした。また、コレラや赤痢で命を落とす人も多く、こうした感染症が人々を脅かしていました。

そこで、病原体に対する免疫力を高めるワクチンや、病原微生物を殺傷できる抗生物質が開発され、感染症による死亡率は一気に下がりました。ところが、安心する間もなく、感染症と入れ違うように新しい疾患が次々と生まれてきます。

アレルギーおよび自己免疫疾患といった免疫系の異常や、がん、糖尿病、脂質異常症などの生活習慣病、うつ病、アルツハイマー型認知症（アルツハイマー病）をはじめとする精神・神経疾患です。

こうした病気は、かつてはほとんど見られないものでした。

どうやら、ワクチンや抗生物質といった薬剤は、優れた効果を示した一方で、本来、私たちに必要な細菌まで殺してしまったようです。

抗生物質の過度な摂取は、腸内細菌の種類を取り返しのつかないくらい激減させてしまいます。

それによって、腸内細菌の多様性が失われ、私たちは新しい病に悩まされているのです。お医者さんと話し合って、よほど細菌感染が疑われる場合以外では、抗生物質を出してもらわないようにしましょう。

今でも昔ながらの狩猟採集生活を送っている、アマゾン流域のヤノマミ族や、タンザニアのハッザ族の腸内細菌は、私たち文明社会に住む人間の倍以上の種類を有していることがわかっています。

そして、彼らには、アレルギーも自己免疫疾患も、糖尿病、動脈硬化、高血圧などの生活習慣病も、うつ病もほとんど見られません。

便利な生活のために登場した薬剤や食品類が、別の角度から見ると大きな問題を生み出しているのは間違いなさそうです。

人工甘味料や化学調味料も、腸内環境に悪い影響を与えることがわかっています。

ある人工甘味料をマウスに摂取させると、腸内細菌の種類が変化して糖尿病になりやすい傾向を示しました。人での実験でも同様に、人工甘味料の摂取によって糖の代謝に変化を示したケースが報告されています。

抗生物質をはじめとした薬剤や人工的な調味料などは、消化されずに大腸へ届きます。そのため、腸内細菌に何かしらの影響を及ぼすことになるのだと思われます。

科学者の中には、近年、世界的に肥満者が増加しているのは、抗生物質を摂取することで腸内細菌に悪影響を与えているからだと主張する人もいます。あながち間違いではないでしょう。

──現代には、かつてなかった病気が増えている。

──その大きな原因に腸内細菌の変化がある。

今、多くの医療関係者がこのことを確信しつつあります。

──そして、腸内細菌の変化の影響を全身に至らしめているのは血液である。

私は、このことも確信しています。

すべての人に当てはまる栄養指導はない

健康診断を受けた結果、医師から「体重を落としてください」と指導される人は多いでしょう。

あまりに多いために、聞いたほうは「またか」と、深刻には受け止めないようです。

「メタボの基準が厳しすぎるんだよ」

「ちょっと小太りなくらいが長生きできるんだってさ」

同病相憐れんで「なかったこと」にしてしまいます。

しかし、太った人に医師が減量をすすめるのは、きちんとしたエビデンスがあるからです。肥満は、心筋梗塞や脳卒中などの血管系疾患、糖尿病、がん、アルツハイマー病、自己免疫疾患と、あらゆる病気の発症率を増やします。

これらは、以前からデータでわかっていたことです。

また、**肥満者の血液は総じて質が悪く、流れも滞りがちです。**

太っていることそれ自体で死ぬことはなくても（気道が詰まるほど太れば別ですが）、肥満が死に近づいているシグナルであることは間違いありません。

ただ、肥満の原因に関しては、昔と今とではずいぶん考えが変わってきました。

かつては「食べたカロリーよりも消費カロリーが少なければ、その分だけ太る」という理論一辺倒でしたが、どうもそうではないことがわかってきたのです。

まず、カロリーよりも糖質（炭水化物）が問題だということが明らかになってきました。糖質の摂《と》りすぎによって血糖値が上がることが肥満を招くというのが、現在のところの定説となりつつあります。

そして、さらに興味深いのが、「腸内細菌が肥満に関わっているらしい」というトピックです。

２００５年、肥満のマウスの腸内細菌を正常なマウスに移植すると、正常だったマウスが肥満になるというショッキングな実験報告がなされました。

その後、人間でも同様の調査が行われ、やせている人の腸内細菌を太っている人に移植すると、肥満が解消されていくことが明らかになりました。

どうやら腸内細菌の中には、同じ量の食事をしても、太らないようにする「ヤセ菌」もいれば、太ってしまう「デブ菌」もいるようなのです。

肥満には家族的傾向があって、父親も母親も太っているような家庭では、子どももたいてい太っていますよね。これを見て、「同じような生活をして、太りやすいものを食べているからだよ」とか「遺伝的体質なんじゃないの」と思う人は多いでしょう。

それに加えて、食事内容や体質が似ていることによる「腸内細菌の種類や構成の類似」も大きく影響しているようです。

腸内細菌のバランスは、人種によっても違ってきます。

日本を含む12カ国で、腸内細菌の種類について調査が行われたことがあります。その結果、日本人の腸内にはビフィズス菌や、炭水化物やアミノ酸を代謝する細菌が多いことがわかりました。

また、日本人が好んで食する海苔《のり》やワカメを分解できる細菌は、日本人の90％が保有しているのに対し、他国では15％以下でした。

面白いことに、日本人の腸内細菌の分布は、隣国の中国人とはあまり似ておらず、オーストリア、フランス、スウェーデンの人たちと近い傾向にあったそうです。これらの国では肥満が少なく、とくに日本人の腸内細菌は生体に有益なものが多いということがわかりました。

さらに、一卵性と二卵性の双生児を比較したところ、一卵性双生児のほうに腸内細菌の類似性が見られました。ですから、腸内細菌や、それに左右される肥満傾向にも遺伝的要素があることは否めません。

しかし、いくら遺伝的に恵まれた腸内細菌を持った人でも、食事をはじめとした生活習慣が乱れれば悪化していきます。そのことを示す、興味深いデータがあります。

南アフリカの農村部では、大腸がんの発症率が1万人あたり5人と極めて少なく、ポリープもほとんど見られません。ところが、同じ遺伝子を持つアフリカ系アメリカ人は、1万人あたり65人が大腸がんにかかります。

この事象をさらに詳しく分析するために、それぞれの食事を2週間だけ交換するという実験が行われました。

農村部のアフリカ人にはアフリカ系アメリカ人の普段の食事を、アフリカ系アメリカ人には農村部のアフリカ人の普段の食事を、それぞれ2週間食べてもらったのです。

その結果、驚くべき変化が起こりました。

アフリカ系アメリカ人は腸内細菌の種類が変化し、腸の炎症やがんのリスクに関係する化学物質が低減しました。

一方、農村部のアフリカ人はがんに関する計測値が劇的に増加したのです。

食物繊維の摂取量が減って、腸内細菌のバランスが崩れたためと思われます。

多くの先進国と比較して、日本人の腸内細菌の状況は今のところ良好です。しかし、この実験を見れば、食生活次第で今後どうなるかわかりません。

では、私たちはどんな食生活を送ればいいのでしょうか。

腸内細菌のために「食物繊維」が重要だということは、多くの人が理解し始めています。

実際に、**たった1日でも食物繊維の多い食事を摂ると、15%の腸内細菌の種類がよい方向へ変わると報告されています。**

しかし、食生活を戻すと、腸内細菌も2週間で前の状態に戻ってしまうのです。

腸内細菌の状態は人によって違いますが、それゆえに言えることがあります。

それは、**すべての人に当てはまる栄養指導は不可能**だということです。

そのことを示す、興味深い研究があります。この研究では、食べたものと血糖値の関係についての調査が行われました。

具体的には、糖尿病にかかっていない800人の健康な人たちに、食べたものをスマートフォンに記録してもらい、同時に血糖値の測定をしました。

すると、同じ量のパンを食べても、血糖値が急上昇する人もいれば、ほとんど上がらない人もいることがわかりました。また、バナナを食べると血糖値が上がる人やトマトで上がる人など、さまざまでした。

普通に考えれば、食べ物に含まれる糖質量と比例して、みな同じように血糖値が上がるはずなのに、そうではなかったのです。

こうした結果が出た理由の一つが腸内細菌であると、この研究では結論づけられました。その人がどんな腸内細菌を持っているのか、腸内細菌のエサである食物繊維をどのくらい食べたのかということも、食後血糖値の変動に大きく関与しているというわけです。

この研究グループは、これらの結果を踏まえ、「その人にとって血糖値が上がりやすい食べ物」を導き出す方法をつくりだし、一人ひとりに適した栄養指導を行いました。すると、多くの人が急激な血糖値の変動を起こさないようになり、同時に悪玉の腸内細菌（糖尿病患者に増えているもの）が減少することがわかったそうです。

こうした研究がこれからも進むことで、一人ひとりに最適な食事がわかるようになり、多くの人が、糖尿病をはじめとしたやっかいな病気から解放されるようになるかもしれません。

いずれにしても、あなたが健康になれるか否かには、腸内細菌が大きく関わっています。腸内細菌にとって心地いい住み処《すか》（あなたの腸内）をつくるためには、血流がよくなくてはなりません。

繰り返しますが、健康のためには、体のどこか一部がよければいいという話ではありません。全身に栄養を届け、老廃物を回収する「質のよい血液がたっぷりとあり、それが全身を巡る」ことが何より大切なのです。

「生きて届く」菌も「生きて届かない」菌も　どっちも必要

私たちの腸内に1000種類以上も存在する腸内細菌は、毎日の食事によってその構成に変化が表れます。

大事なことは、善玉菌が増えるようなものを口にすることです。

前述したように、大便と一緒に腸内細菌も一定量、排出されますから、毎日の食事で補う必要があるのです。

善玉菌として有名なのが乳酸菌やビフィズス菌です。一方、悪玉菌の代表格には、認知症の患者さんに多いウェルシュ菌などがあります。

善玉菌を増やすには、まず、乳酸菌やビフィズス菌が含まれる食材を多く食べること。もう一つ、腸内細菌のエサとなる食物繊維を摂取することも重要です。

乳酸菌やビフィズス菌が多く含まれる食材としては、ヨーグルトなど発酵食品が挙げられます。発酵食品には、納豆、ぬか漬け、キムチといった一般的なものから、滋賀県の鮒《ふな》寿司のような郷土色の強いものまであります。

郷土色の強い発酵食品は、そのメカニズムまではわからなくても、古くからその土地の人々が健康を守るために食べてきたものです。

ちなみに、滋賀県は鮒寿司以外にも発酵食品が豊富で、大腸がんの発症率も低くなっています。

こうした発酵食品を積極的に食べることで、新しい乳酸菌やビフィズス菌が腸内に増えるだけでなく、もともといる細菌も活性化されます。

このように、刺激を与えて活性化することが大切で、**そのためには、同じ食品だけをずっと食べ続けるのではなく、いろいろ形を変えて摂取すること**です。すると、細菌も馴《な》れ合いにならずに済みます。

たとえば、ヨーグルトでも、いろいろな製品がありますね。今はさまざまな効能を謳《うた》ったヨーグルトがあり、パッケージを見比べると、入っている菌に違いがあることがわかるでしょう。

ヨーグルトはお気に入りのメーカーがあるからといって同じ製品ばかり食べ続けずに、いろいろ変えていくとより効果的です。

また、ヨーグルトを食べる時間も大切です。寝ているときに腸はよく働くので、夜に食べると腸も喜び、おすすめです。

少し難しい話になりますが、ヨーグルトに含まれる乳酸菌のように適度に摂取することで体にいい作用をする生きた菌体のことをプロバイオティクスと言います。

お腹の調子が悪いときに処方される「ビオフェルミン」も、このプロバイオティクスの一つです。

プロバイオティクスは生きた状態で腸に届き、腸内を通過するときにさまざまな物質をつくりだし、もともと腸内にいた細菌に影響を与えます。その結果、善玉菌を増やし、悪玉菌を減らすと考えられています。まさに理想的ですね。

ただし、生きたまま腸に届いたとしても一時的に増えるだけで、定着せずに数日間で排出されてしまいます。だから、ヨーグルトも毎日食べることがすすめられているわけです。

もっとも、菌が「生きている」ことにこだわらなくてもいいのかもしれないと考えさせられる報告もあります。

日本の腸内細菌研究の第一人者である東京大学名誉教授の光岡知足氏がマウス

で行った実験では、生きた菌と死んだ菌を与えた場合、どちらも効果に変わりはなかったそうです。

そもそも菌の成分が免疫に関わる細胞を刺激していることから、光岡氏は「菌が生きているかどうかではなく、どれだけたくさんの菌を摂取するかが重要だ」と述べています。

まだマウス実験の話ではありますが、人間においても同様のことが言えるかどうか、いずれ明らかになるでしょう。

今の段階で間違いなく言えるのは、いろいろな種類の菌をたくさん摂っておいたほうがいいということです。

食物繊維は
ノアの方舟《はこぶね》

かつて食物繊維は、栄養的には何の価値もない、ただの「カス」だと考えられていました。しかし、今では非常に重要な意味を持つことが知られています。とくに、便秘解消のために食物繊維は不可欠です。

しかしながら、その理由について、単純に「繊維質は便の材料となるから」と理解している人が大半です。もちろん、それも間違いではありませんが、乳酸菌やビフィズス菌といった善玉菌のエサとなる要素が大きいのです。

また、乳酸菌はいくら食べても、腸の中にいるだけでは充分な働きをしません。そこに船が来て、運ばれていかないとダメなのです。

その船の役割をするのが食物繊維なのです。

腸内細菌を増やそうといくら乳酸菌やビフィズス菌を摂っても食物繊維がゼロだったら、ほとんど意味がなくなってしまいます。食物繊維を摂ることをすすめる理由は、そこにもあるのです。

ではなぜ、食物繊維が腸内細菌のエサとして適しているのでしょうか。

それは、「なかなか消化されないから」です。

ご飯やパンといった炭水化物のデンプン質や、肉や魚などのタンパク質、あるいは脂質も、ほとんどが胃で消化され、小腸で吸収されて、腸内細菌が棲《す》んでいる大腸までは到達しません。

一方で、食物繊維は吸収されずに大腸まで届くのです。

食物繊維には不溶性と水溶性の2種類があります。

このうち、腸内細菌のエサとなるのは水溶性食物繊維です。

不溶性のほうは、腸内細菌をもってしても消化されにくいのです。

では、水溶性食物繊維は、どのような食品に多く含まれているのでしょうか。

左ページの図にあるように、海藻や野菜に多いのですが、とくにネバネバ、ヌルヌルしたものに多く含まれています。

大事なことは、いろいろな食材から食物繊維を摂取することです。

私たちに必要な食物繊維量は、1日に20~25グラムとされています。

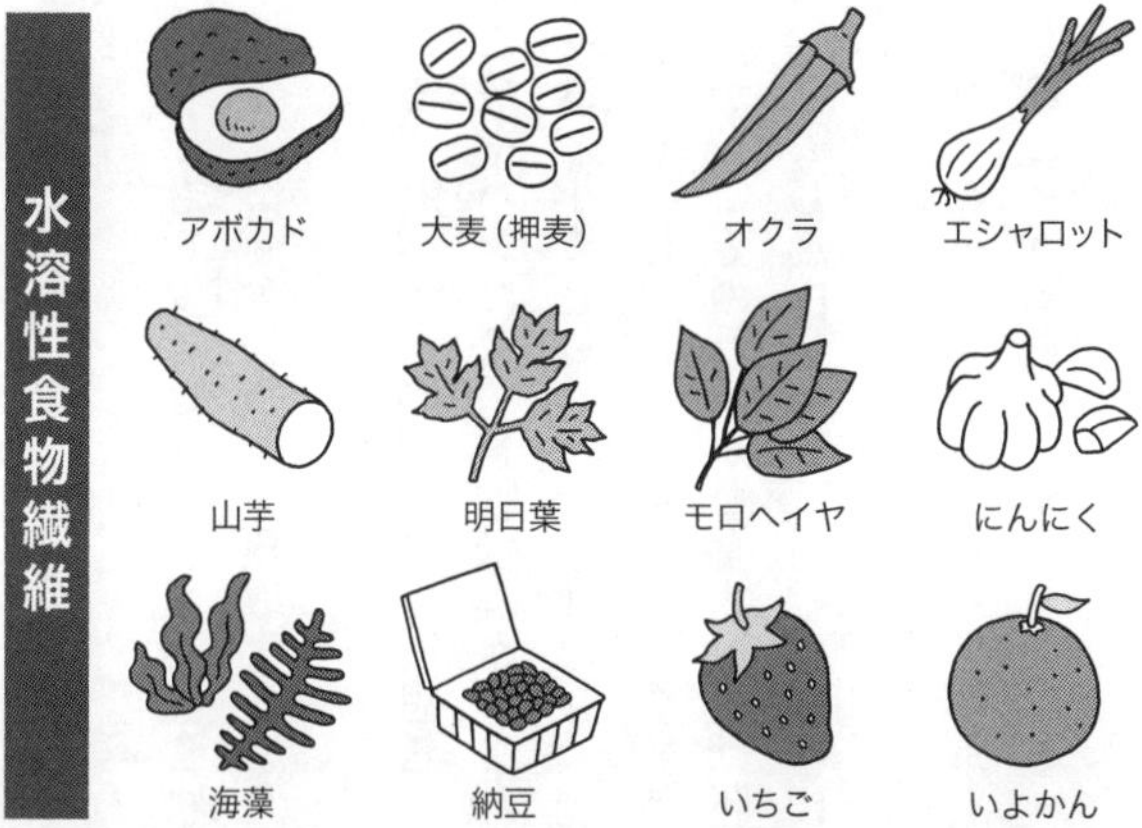
水溶性食物繊維
アボカド
大麦（押麦）
オクラ
エシャロット
山芋
明日葉
モロヘイヤ
にんにく
海藻
納豆
いちご
いよかん

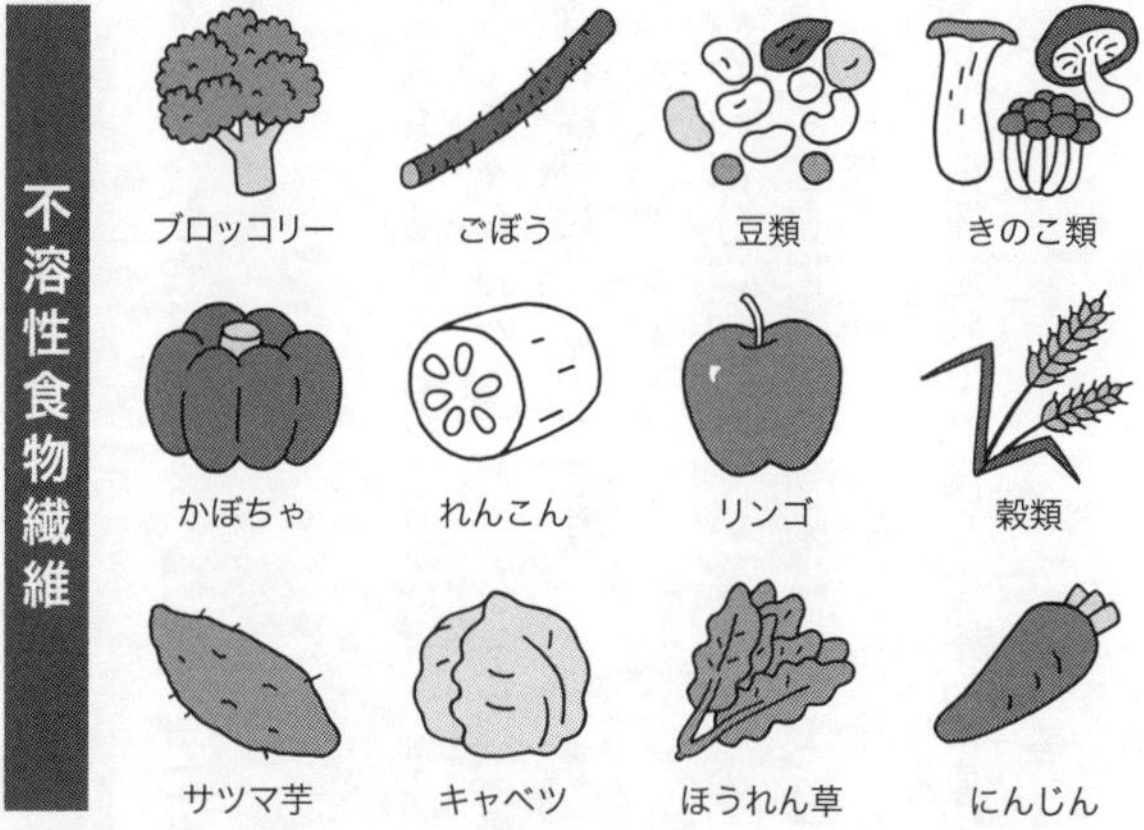
不溶性食物繊維
ブロッコリー
ごぼう
豆類
きのこ類
かぼちゃ
れんこん
リンゴ
穀類
サツマ芋
キャベツ
ほうれん草
にんじん

これは、レタス8個分に相当します。生野菜だけで摂ろうとしたらあまりにも大変です。

大麦やもち麦をはじめ、水溶性食物繊維を多く含む食材をうまく調理することで、効率よく食物繊維を摂取するよう心掛けましょう。

さて、95ページの図を見て不思議に思った人もいるかもしれません。

「ご飯やパンには、食物繊維が含まれているんじゃないの?」と。たしかに、米やそば、小麦といった炭水化物は、糖質と食物繊維に分けられます。

ただし、ほとんどが糖質で、食物繊維はほんのわずかです。

しかも、そのわずかな食物繊維は胚芽やぬかの部分に含まれています。そのため、精製した白米やそば粉、小麦粉には、ほとんど食物繊維の効果は期待できません。

それどころか、それらを多く摂取しすぎると、糖質過剰で肥満や糖尿病の原因となることは明らかです。

ただし、最近になって、白米なども食べ方によっては腸内細菌のエサになるケースがあることがわかってきました。

それを「レジスタントスターチ」と言います。

消化に抵抗性を持つ（レジスタント）スターチ（デンプン質）という意味です。

では、どんな食べ方ならレジスタントスターチになるのでしょうか。

一口に言えば、「冷ます」のです。

炊きたての白米をそのまま食べるのではなく、時間をかけてゆっくり冷ますと、その過程でデンプンが変化して消化しにくくなります。

そのため、大腸まで届いて腸内細菌のエサとなりうるのです。

ジャガイモやパスタなども、茹《ゆ》でたあとに冷ますことでレジスタントスターチの量が増えます。

炭水化物が大好きで量を減らすのがストレスになるのであれば、それは逆に体によくありません。

炭水化物を食べるときには、「もち麦ごはん」にしたり、ご飯を冷ますなどの工夫をしましょう。

食物繊維が悪玉菌を増やしてしまうことがある

前述のように、水溶性食物繊維やレジスタントスターチには、腸内細菌のエサとなる特性があります。

しかし、だからといって闇雲に摂取してはなりません。

これらは、善玉菌だけでなく悪玉菌のエサにもなるからです。

しかも、**食物繊維の場合、悪玉菌のほうがエサにしやすい**のです。

ということは、**悪玉菌が増えているような腸内環境が悪い状態で、食物繊維やレジスタントスターチを大量に摂取すると、さらに悪玉菌を増やす**結果となります。

実際に、便秘がちだからとサラダを大量に食べて、かえって悪化させることがあります。あるいは、「便が出るには出たが色が黒くて悪臭がひどい」とか「ガスがたまってお腹の張りが取れない」というようなときには、敵に塩を送ってしまった可能性があります。

そもそも悪玉菌優位で腸内環境がよくなかったところに、無理にそのエサをどんどん送り込んでしまったため、さらに悪玉菌が増殖してしまったわけです。

便秘や下痢がひどいときには、まずは整腸剤などで善玉菌が優位になるよう腸内環境を整え、そのうえで積極的に食物繊維を摂るようにしてください。

腸内環境を整えるための食べ順があります。

まず適切な量の野菜や海藻などをよく噛んで食べ、食物繊維を摂取すると同時に、「オリゴ糖」を摂るとさらに腸内環境は整います。

オリゴ糖は、胃や小腸で消化・吸収されずに大腸まで届き、かつ善玉菌のエサになりやすい特徴を持っています。

リンゴやバナナなどの果物や、タマネギやキャベツといった野菜にも含まれてはいます。ただし、少量であり、こうした食材から充分に摂取するのは無理があります。なにしろ、オリゴ糖の「オリゴ」は「少ない」という意味なのです。

そこで、サプリメントや、オリゴ糖を添加している食品やシロップなどを用いるといいでしょう。

このとき、成分表をしっかり確認してください。

シロップ製品の場合、実際に含まれているオリゴ糖は3割程度で、残りは砂糖というケースもあります。それでは、しっかりオリゴ糖が摂取できないばかりか、糖分の摂りすぎになります。

ガラクトオリゴ糖、フラクトオリゴ糖、乳果オリゴ糖、キシロオリゴ糖、大豆オリゴ糖、イソマルトオリゴ糖、ラフィノース、ラクチュロース、オリゴフラクトースなど、オリゴ糖にも種類があります。

そして、腸内環境は人によってそれぞれですから、最も効果が期待できるオリゴ糖は違ってきます。

そのオリゴ糖が自分に合っているかどうかの判断のポイントは、「便とおなら」です。この2つが「快調」ならば、オリゴ糖がしっかり効いている証です。

便秘を放置すると病気が近づいてくる

私の便秘外来には、１日に１２０人くらいの患者さんが来ます。便秘で悩んでいる人はとても多く、公的には１０００万人以上と報告されていますが、実際には３０００万人以上いるでしょう。

私たちのグループが女性会社員４００人を対象に行った調査では、「３日以上便が出ない」という人がおよそ67％もいました。なんと、全体の３分の２です。

そちらが多数派なため、「３日以上便が出ない」ことを「それが普通」と捉える人さえいるようでした。

しかし、その認識は改めてもらわねば困ります。

便秘とは、体の中で生ゴミが腐っている状態です。

それを放置していいはずがありません。

次ページのグラフは、厚生労働省が発表している便秘有症者の年齢・性別分布です。

見ていただければわかると思いますが、若い年代では圧倒的に女性が多いのに、60代になると男性の数が増え、やがて逆転します。

日本人の便秘有症者の年齢・性別分布

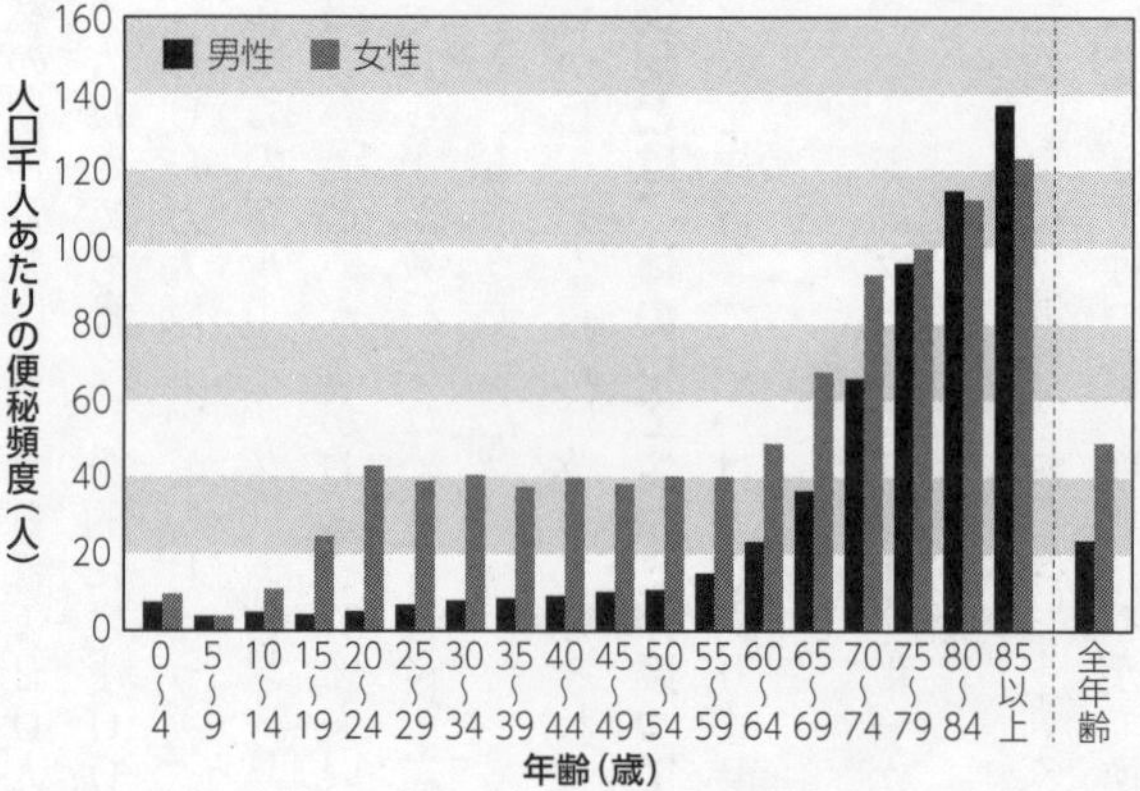

出典：厚生労働省「平成22年国民生活基礎調査」

いったいなぜ、60代の男性に便秘が増えるのでしょう。

ズバリ、生活の変化です。勤め人の場合、雇用延長してもだいたい65歳まで。これまで規則正しく会社に向かっていたのが、だらだらと家にいる時間が多くなり、運動不足に陥ります。

加えて、ただでさえ仕事から離れた寂しさがあるのに、家では粗大ゴミ扱いされるのですから、ストレスがたまらないわけがありません。

私の外来でも、定年が見えてくる50歳を過ぎた頃から、男性の患者さんが増えます。若い頃から便秘に慣れている女性と違って、男性は対処法を知らないため慌ててしまうようです。

もちろん、便秘が長く続いたら専門医で受診すべきです。

便秘によって血液の質と流れを悪くしているだけでなく、大腸がんが隠れている可能性もあるからです。


今、私たち専門医の間で20代の女性の大腸がんが問題になっています。その若さから、本人はまさかがんだとは思わず受診が遅れ、進行させて手遅れになってしまうケースが多いのです。

彼女たちは共通して貧血状態にあります。進行した大腸がんから出血があるためです。しかし、貧血はもともと若い女性に多いため、深刻には捉えず見逃されがちなのです。年齢や性別に関係なく、貧血が見られたら徹底した原因究明が必要です。

ある女性は、「大便をしながらトイレの水を流す」という習慣があるそうです。そうすることによって、便器に汚れがこびりついたり個室に臭《にお》いが残ることが、多少なりとも防げるからだそうです。

でもこれ、本質的な健康を追求するうえではNGです。

というのも、そんなことをしたら自分の大便を見ることができません。もしかしたら、大腸がんによる血便があるかもしれないのに、見逃してしまいます。

大便は、自分の腸内環境を知るための貴重な材料です。排便後はしっかりと便器内に目を凝らし、その状態を確認する習慣をつけましょう。

理想的な大便は、肛門からスルリと抜け出てくる10センチくらいのバナナ状で、色は明るい褐色です。善玉菌は短鎖脂肪酸という物質をつくり、腸内環境を酸性にします。それによって便が黄色みを帯びてくるのです。

また、食物繊維が多く含まれているため、隙間ができて軽く水に浮きます。臭いもさほど強くありません。

それに対し、悪玉菌や日和見菌が多いと、腸内環境はアルカリ性に傾くため、大便は色が黒っぽく、臭いもきつくなります。

さらに、悪玉菌は悪臭のあるガスを産生するので、お腹が張り、臭《くさ》いおならが出ます。こういう状況が続くようなら、あなたの腸内環境は改善されていないと判断し、試しているオリゴ糖をほかの種類に替えるといった工夫が必要です。

下剤は卒業しなさい

便秘を解消するために、下剤を活用している人は多いでしょう。

普段から、まるでサプリメントでも飲むかのように常用している人もいれば、「このときばかりは下剤が必要」と、たまに頼る人もいます。

とくに、国際線の空港のドラッグストアでは下剤がよく売れます。慣れない海外の環境で便秘に陥ることを懸念して、買い求めていくわけです。また、日本のようにきれいなトイレが少ないために、つい便意を我慢して便秘になってしまうということも考えられます。

私は、下剤自体はいい薬だと思っています。しかし、それはあくまで対症療法として使用するものであり、根本的解決にはなりません。

私に助けを求めてきたある患者さんは、それまで1日に400錠もの下剤を飲んでいたそうです。常用しているうちに効き目が薄れ、大量摂取につながっていったようです。

また、若い女性の中にはダイエット目的で下剤を常用するケースもあり、やはり大量摂取につながっていきます。

しかし、ドラッグストアで簡単に入手できる下剤といえど薬物です。大量摂取すれば肝臓の解毒機能が追いつかず、肝臓を悪くするだけでなく血液にも悪影響を及ぼします。すなわち、全身に悪影響を及ぼすのです。

また、宮城県で4万人を超える対象者に行った調査では、下剤の大量摂取は大腸がんの発症リスクを高めることもわかっています。

そもそも、便秘で腸に炎症が起きているところに、下剤を飲んで無理に排便することを繰り返していたら、むくみ腸はどんどんひどくなっていきます。

下剤は海外旅行時などのレスキューにとどめ、もっと本質的に腸内環境を整えていく必要があります。

これまでの健康の正体

- □ きれいな腸がきれいな血液をつくる。
- □ 抗生物質は腸内細菌を殺してしまうので、細菌感染が疑われる場合以外は服用しない。
- □ 下剤は卒業する。
- □ 便秘や下痢に悩んでいる人は、まずは整腸剤で腸内環境を整えてから、食物繊維を摂取する。
- □ ヨーグルトはいろいろな種類を夜食べる。

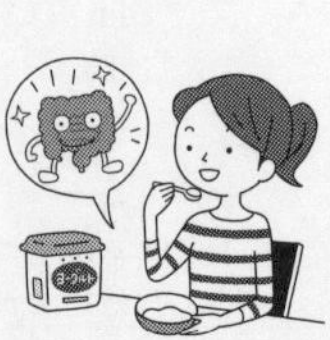

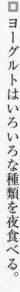

2章

どうして自律神経は大切なのか

血流は自律神経によって左右される

今、健康をとりまく商品や書籍・雑誌などで「自律神経を整えましょう」という言葉が多く取り上げられています。

では、なぜ、そこまで自律神経が大切なのでしょうか。

私が自律神経に注目し、研究した理由は、そもそも「血流」にありました。

質のよい血液が全身の隅々の細胞にまで届くのは、第一に、心臓がポンプのように働いて血液を勢いよく送り出してくれるからです。

ただ、それだけでは末梢まで届きません。心臓から送り出された血液を運ぶホースのような役割をしている血管も、拡張したり収縮したりすることで、血液を「より遠くへ」と運んでくれています。

つまり、血管はいつも一定の状態にあるのではなく、広がったり狭まったりしているのです。

では、心臓を動かし、血管を拡張・収縮させているのはどんな力でしょう。まさか、急病人に心臓マッサージをするように、あなたが外から心臓をもんでいるのではありませんよね。

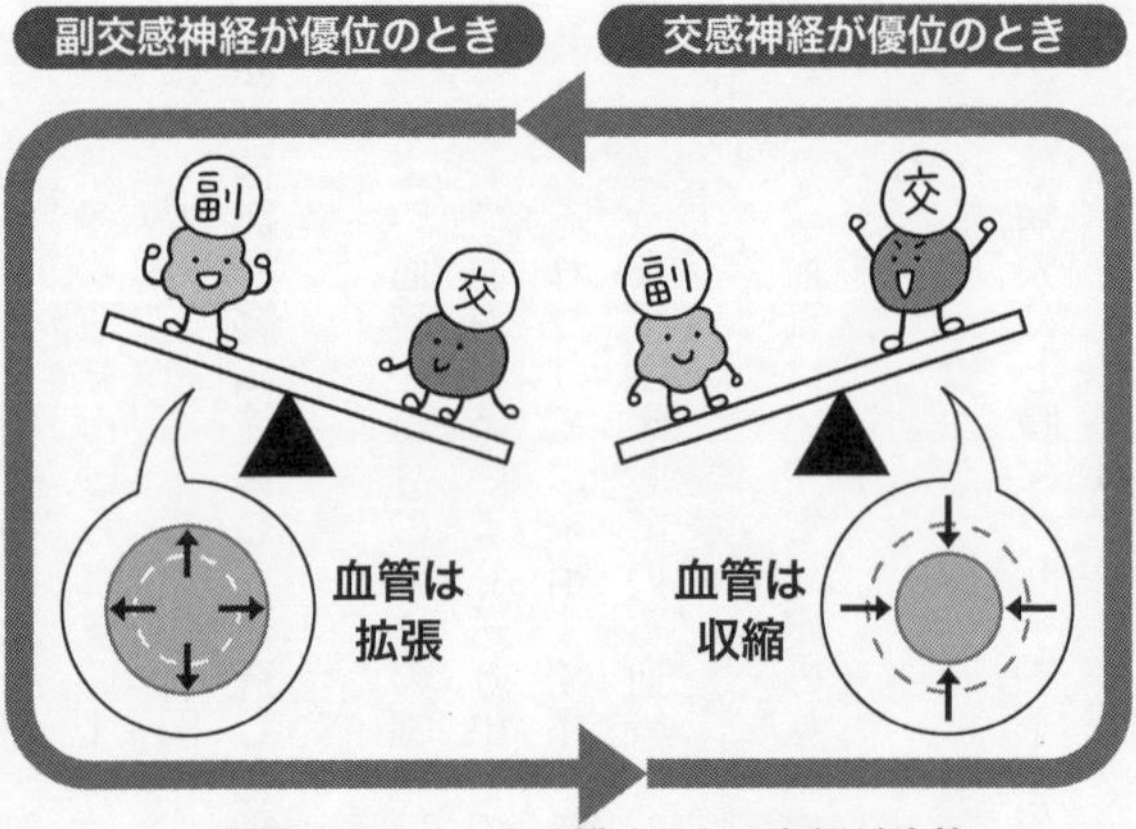

交互にバランスよく働くことで血行が改善

心臓は心筋、血管は平滑《へいかつ》筋という筋肉によって動きますが、この筋肉はあなたの意思で動いてはくれません。それらを動かすのは「自律神経」です。

自律神経には「交感神経」と「副交感神経」の2つがあり、互いに関与し合いながら、高くなったり低くなったりします。この2つが力強く作用しながら、バランスがとれているのが理想の状態です。

ところが、自律神経は読んで字のごとく、私たちの意思に関わりなく「自律」しています。言ってみれば、勝手に働いたり休んだりしてしまうやっかいな神経です。

たとえば、緊張すると心臓がバクバクしてきますね。汗をかいて顔が赤くなったりもします。これは、交感神経が異常に高くなって自律神経のバランスが崩れることで起こります。

そんなとき、いくら「落ち着け」と自分に言い聞かせてもうまくいきません。焦れば焦るほど心臓のバクバクはひどくなります。

こういう状況に陥っているとき、「心臓が活発に動いているのだから、全身の隅々まで血液が行き渡っているのだろう」と考えるのは早計です。交感神経が強く刺激されると、血管はぎゅっと縮こまり、内径が狭くなります。そのせいで、血流は悪くなってしまい、手先、足先が冷えたりします。

さらには、狭くなった血管内を無理に血液が流れようとするために、血圧が上がり、血管の内壁が傷ついていきます。それによって血管がボロボロになり、血液の質も流れもさらに悪くなるという悪循環に陥ります。

自律神経の乱れは、真の健康を手に入れることの大敵なのです。

さて、この自律神経ですが、脳の「間脳」の一部である「視床下部」というと

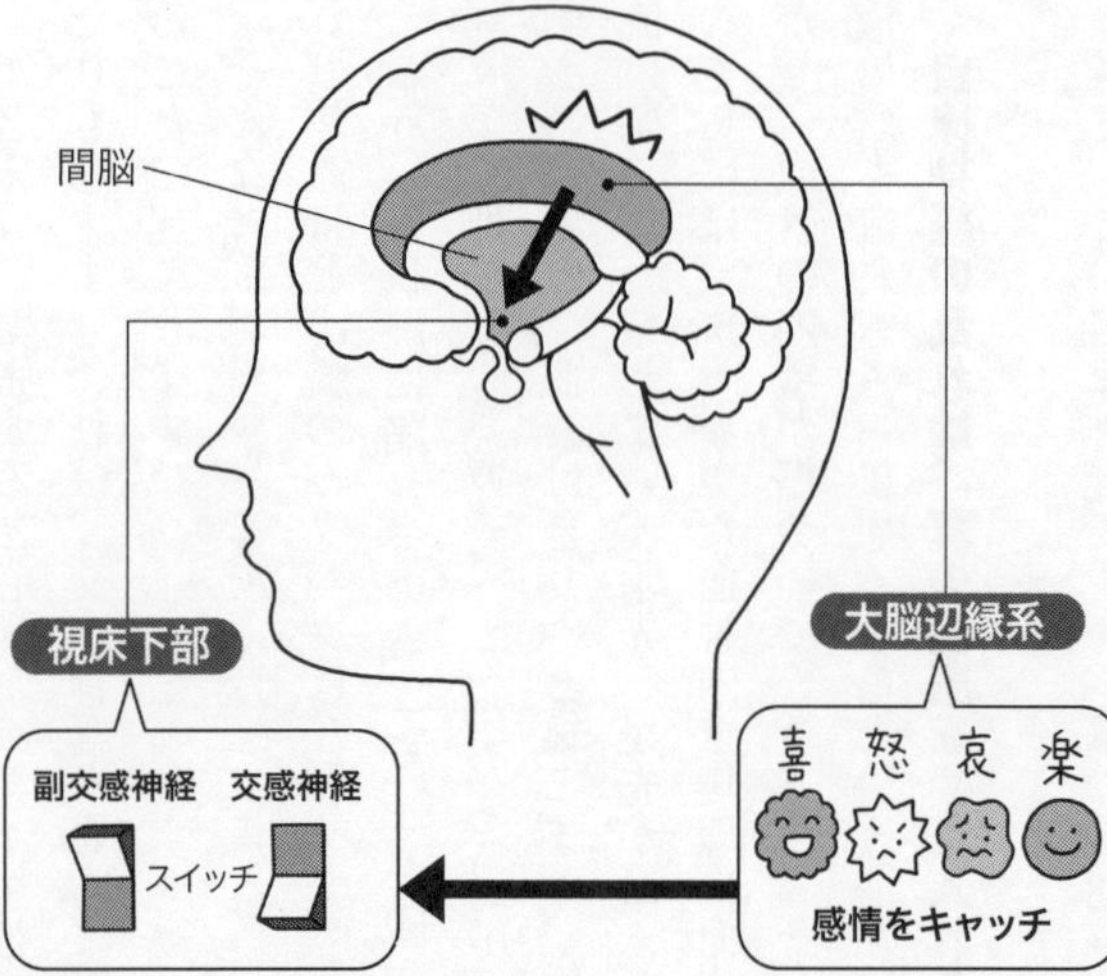

ころに存在します。

この視床下部のすぐ上に、大脳辺縁系という部位があり、ここは、喜怒哀楽や情緒を主に感じ取ります。

大脳辺縁系が、不安、恐怖、怒りといったネガティブな感情をキャッチすると、すぐ下にある視床下部の自律神経に影響を与えます。

そして、交感神経が高くなって動悸がしたり、汗をかいたりするのです。

しかし、不安、恐怖、怒りがそのときどんなに強くても、やがて収まっていき、それに伴って動悸も汗も引っ込みます。

交感神経と副交感神経がスイッチによって正しく切り替わってくれるからです。

ところが、大脳辺縁系が恒常的にこうした感情に支配されていると、視床下部にもずっと信号が送られ続け、やがて切り替えスイッチがうまく働かなくなります。

そのため、何でもないときに動悸に襲われたり、大汗をかいたりするようになります。

当然、血圧も血糖値も上がったままになり、血液の質と流れはもちろんのこと、全身状態をひどく悪化させていきます。

ネガティブな感情に支配されている人に対し、「そんなことにこだわっていると損をするよ」とアドバイスするのは理にかなっていて、本当に健康を害します。

脳が、そういうつくりになっているからです。

また、1章で「なぜ、腸内環境が大切なのか」を説明しましたが、**腸壁の筋肉**

は血管壁と同じ平滑筋で、自律神経がコントロールしています。

私たちが食べたものは、胃で消化され、小腸で栄養分が吸収されたあとは大腸に送られ、便となって排出されます。

しかし、その間、便がお腹の中を流しそうめんのようにスルスル移動しているわけではありません。

なにしろ、小腸は約6〜7メートル、大腸は約1・5メートルもの長さがあり、それが折りたたまれるようにお腹の中に収まっているのです。

折りたたまれた腸の中を内容物が動いていくためには、腸の蠕動《ぜんどう》運動が必要。その運動を行っているのが腸壁の平滑筋です。

前述したように、平滑筋は自律神経が司《つかさど》っているため、腕や足の筋肉のように自分の意思で動かすことはできません。

しかし、自律神経のバランスが整っていれば、蠕動運動もすんなり行われます。

また、唾液、胃液、腸液などの分泌も自律神経の領域ですから、自律神経が乱れてしまうと、消化・吸収・排泄がうまくいかなくなります。

会社に向かう電車の中で腹痛に見舞われる「過敏性腸症候群」など、まさに自律神経の乱れが原因です。

「行きたくない会社に向かう」というストレスや緊張感で交感神経が高くなりすぎ、消化液の分泌も、腸の蠕動運動もおかしくなってしまい、しつこい便秘や下痢に悩まされるのです。


あらゆる健康書で、最後は「自律神経を整えなさい」と締めくくっている理由は、**自律神経は血液の質と流れを左右するだけでなく、全身の「快・不調」を決定づけるから**です。

高血圧や高血糖など、血液や血管とダイレクトに関わってくる病気だけでなく、「どうも調子が悪い」というレベルの不調は、自律神経のバランスの崩れに原因があることが多いのです。

- 全身の倦怠感

- 頭痛
- 肩こり
- めまい
- 動悸
- 不眠

こうした症状が長引いて病院に行き、あちこち検査してもはっきりした原因がわからないとき、「自律神経失調症」と診断されることがあります。要するに「自律神経の調子が悪いです」ということです。

診断されたほうの患者さんは、なんだか、適当にお茶を濁された感じがするかもしれません。しかし、自律神経のバランスが整えばこうした症状は消えていきますから、この診断は正しいのです。

問題は「では、いったいどうすればいいの?」ということです。自分の意思でどうこうすることのできない自律神経の失調を正すというのは、なかなか難しい。

だからこそ、現代社会には自律神経失調症の患者さんがあふれているわけです。

逆説的になりますが、**自律神経失調症から解放されたければ、無理にそれを治そうなどとしない**ことです。

自分の意思でどうにもできない自律神経を「どうにかしたい」と思えば思うほど、ストレスになります。ストレスをためれば、なおさら自律神経は乱れに乱れ、症状は悪化するばかりです。

もちろん、必要に応じて医師は安定剤などの薬を処方します。

そうしたものを使いながらも、最後に問われるのは、やはり患者さん自身の「意識」です。

その人がそもそも自分自身をどう捉えているのか、どうありたいと考えているのか、どこまで向き合う覚悟ができているのかといったことが問われるわけです。

自律神経は、実に深いテーマなのです。

血圧のコントロールが難しい理由

日本で最も患者数が多い生活習慣病は「高血圧」で、約4300万人が罹患していると考えられています。

2011年の調査（厚生労働省「国民健康・栄養調査」）によれば、中高年（40〜74歳）の男性の60％、女性の45％が高血圧だということです。

ただ、単に血圧が高いだけでは、あまり顕著な自覚症状はありません。そのため、見逃されること、放置されることが多く、重症化させてしまいます。

高血圧は動脈硬化を招き、血液の質と流れを悪くします。また、脳卒中や心筋梗塞などの血管性疾患にかかりやすくなります。一方で、加齢は動脈硬化を促進し、それによって高血圧が引き起こされるという一面もあります。だから、中年になると誰もが血圧を気にし始めるのです。

しかしながら、自律神経に支配されている血圧は、自分ではうまくコントロールできません。それどころか、「上げたくない」と思えば思うほど上がります。

家では正常なのに、病院で血圧を測ると高くなる「白衣性高血圧」など、その典型です。「ああ、また高く出たら嫌だな。どうか、上がりませんように」などと不安に思うことで、交感神経が刺激され、どんどん高くなっていきます。

このように、自分では制御できない自律神経によって司られているため、ちょっとしたストレスがかかっただけで血圧は上昇します。

だから、普段は低血圧と診断されているような若い女性でも、嫌な上司と顔をつきあわせている日中は気づかぬうちに何度も高血圧になっている可能性があります。当然、血液の質と流れにダメージを与えています。

なお、高血圧に塩分の過剰摂取が関わっていることは、よく知られていますね。

世界的に推奨されている1日の塩分摂取量は5グラム以下ですが、厚生労働省の推奨ラインは男性8グラム未満、女性7グラム未満と多くなっています。しかも、実際の摂取量はそれすらもオーバーしています。

それでも昔よりは減っていて、1950年の統計によると、東北地方では1日25グラムも摂取していたことがわかっています。そのため、東北地方では脳卒中の発症率が異常に高かったのです。

「今さら、減塩のすすめなど聞きたくないよ」と言う人もいると思いますが、塩分の過剰摂取は脳の機能とも関係することがわかっています。それについては、3章で後述しましょう。

血糖値も上げてしまう自律神経の乱れ

「糖尿病は万病のもと」とよく言われます。

実際に、糖尿病患者は健常者と比較して、脳卒中や心筋梗塞などの血管性疾患のみならず、がん、アルツハイマー病など、あらゆる病気の発症率が高くなっています。

糖尿病は、血中の糖度の上昇によって起きることは、みなさんも知っているでしょう。そして、血中の糖度は糖質の摂取によって上がるということも。

「だから、砂糖だらけの清涼飲料水や、炭水化物の過剰摂取は避けている」という賢明な読者もいることでしょう。

ただ、**血糖値は自律神経の乱れによっても上昇してしまう**のです。

ここで、糖尿病発症のメカニズムについてごく簡単に説明しておきます。

糖質を摂取して血液中の糖度が上がったとき、それを察知して膵臓からインスリンというホルモンが分泌され、血糖値が上がりすぎないようにしてくれます。この作業がうまくいかなくなって血糖値が上がりすぎてしまう状態が糖尿病です。

ところが、血糖値が高いだけでは(つまり、糖尿病と診断されただけでは)つらい自覚症状などまったくありません。そのせいで、放置して悪化させてしまう人が後を絶ちません。

しかし、糖尿病が怖いのは、腎症、網膜症、神経障害といった合併症を起こし、人工透析が必要になったり、失明したりすることです。

そして、血液の質と流れをひどく悪くすることで、全身のあらゆる病気を招きかねないことです。

だから、「血糖値が高くても痛くもかゆくもない」などと、お気楽に構えていてはならず、血糖値はできるだけ低く抑えていく必要があります。

さて、血糖値を上げすぎないためには、インスリンの働きが不可欠でしたね。

実は、もともと自律神経は、内臓の器官や組織の細胞活動を支配しており、それによってホルモンの分泌量も調整しています。そのホルモンには、インスリンも含まれます。

交感神経が刺激されるとインスリンの分泌が抑えられ、副交感神経が刺激されるとインスリンの分泌が促されます。

つまり、**交感神経が強すぎると、インスリンの出が悪くなって血糖値が上がってしまう**のです。

「脳」と「腸」と「体」をつなぐ自律神経の役割

しかし、自律神経がやっかいなのは乱れてしまっているときであり、正常に働いていれば素晴らしいシステムです。

考えてもみてください。私たちがいちいち意識して自律神経を動かさなければならないとしたら、眠っている間に心臓が止まって死んでしまいます。

私たちが安心して眠ったり、仕事に打ち込んだり、遊びに夢中になっていられるのは、無意識に働いている自律神経のおかげなのです。

もともと自律神経は、私たちの生命維持に欠かせない、まさに「人体のライフライン」です。

先ほどもふれたように、自律神経には交感神経と副交感神経があります。緊張や興奮を司る交感神経はアクセル、リラックスを促す副交感神経はブレーキにたとえられ、この2つがバランスをとりながら健康的なリズムをつくっています。

基本的に、朝起きるとアクセルである交感神経が刺激され、午前中は交感神経が上がり続け、私たちは精力的に活動することができます。

理想的な自律神経のバランス　現代人に多い自律神経の乱れ方

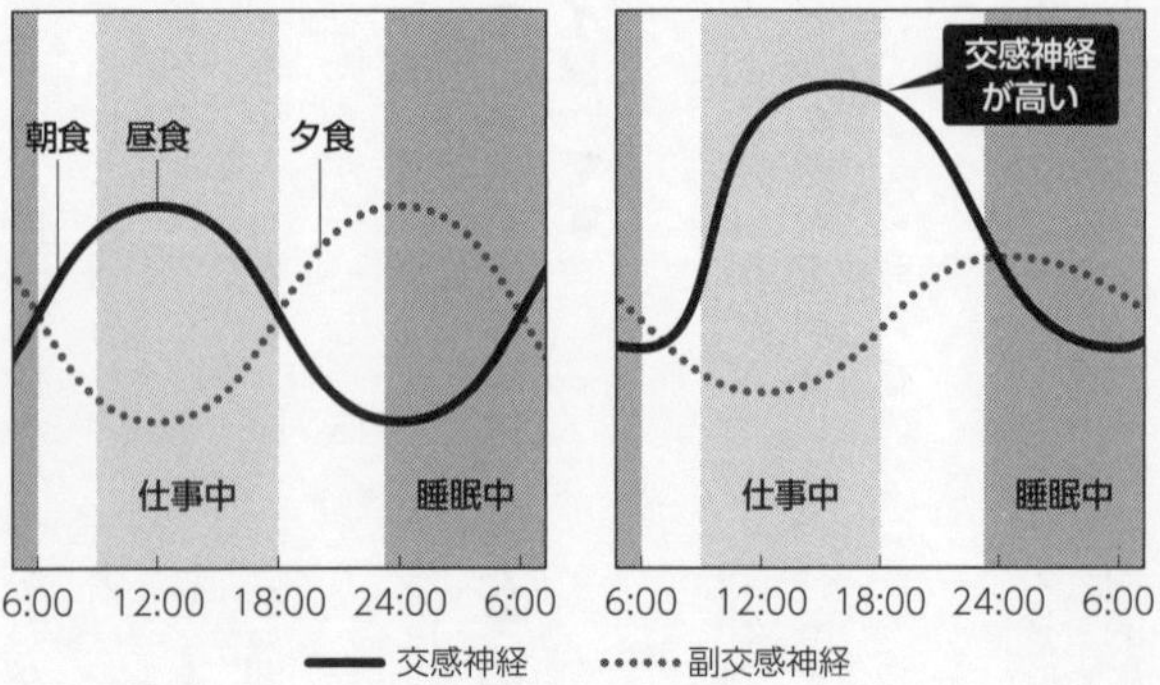

そして、午後になると徐々にブレーキである副交感神経が上がり始め、夕方になると逆転します。副交感神経が優位になればリラックス状態になり、やがて穏やかな眠りにつくことができるのです。

ところが、現代人の多くは、副交感神経のスイッチが入りにくく、交感神経が高くなりすぎたバランスの悪い状態に陥っています。

そのため、夜になってもリラックスモードになれず、満足のいく睡眠がとれないのです。また、絶えずイライラした状態に襲われたり、怒りっぽくなったりします。

このとき、血管は収縮します。

血管が収縮すれば、内径が狭くなるわけですから血流が悪くなります。そして、その狭い血管内に無理に血液を流すことになるため、血圧が上がります。

また、交感神経が高すぎる状態は、血糖値も上げます。血糖値が高ければ、血液はドロドロになり、血液の質も流れも悪くなります。これが糖尿病へとつながっていくことは、みなさんもご存じでしょう。

さらには、脳卒中や心筋梗塞など血管系疾患に襲われる確率が高くなります。


もっとも、交感神経が働くこと自体が悪いのではありません。

もともと、緊張すると、自律神経は交感神経優位の戦闘モードに入ります。それによって心拍数も血圧も血糖値も高くなります。

本当に戦闘に臨む場面なら、こうした変化は歓迎すべきものです。それによって攻撃的になれますし、血流が抑えられていれば、闘っている相手から傷つけられたとしても出血量も抑えられるからです。

しかし、現代の平和な社会では、そんな必要はありません。せいぜい、重要なプレゼンテーションに集中するくらいの緊張感が保てれば充分です。

それなのに、必要以上にストレスをためて、見えない仮想敵（それはもしかしたら、あなた自身かもしれません）に向かって、戦闘を仕掛けては血管をボロボロにしているのが現実なのです。

交感神経と副交感神経は、どちらもきちんと働かなければいけません。

交感神経と副交感神経が1対1で働くことが望ましいのに、そのバランスが崩れていることが問題なのです。

あるいは、1対1のバランスはとれているかもしれないけれど、双方の働きがとても弱い人もいて、これもまた看過できません。

先ほど、交感神経はアクセル、副交感神経はブレーキと表現しましたね。性能のいい車は、その両方がしっかり機能しているはず。どちらも弱いのでは、ポンコツ車と言わざるを得ません。

一方、少数派ではありますが、副交感神経が異常に高く、交感神経の働きが鈍い人もいます。こういう人は、うつ病になりやすいのです。

しかも、「副交感神経がいつも優位でいるなら、血管が開いていて血流もいいだろう」というわけではなく、そもそも心臓にも血管にも活力がなく血液を送り出

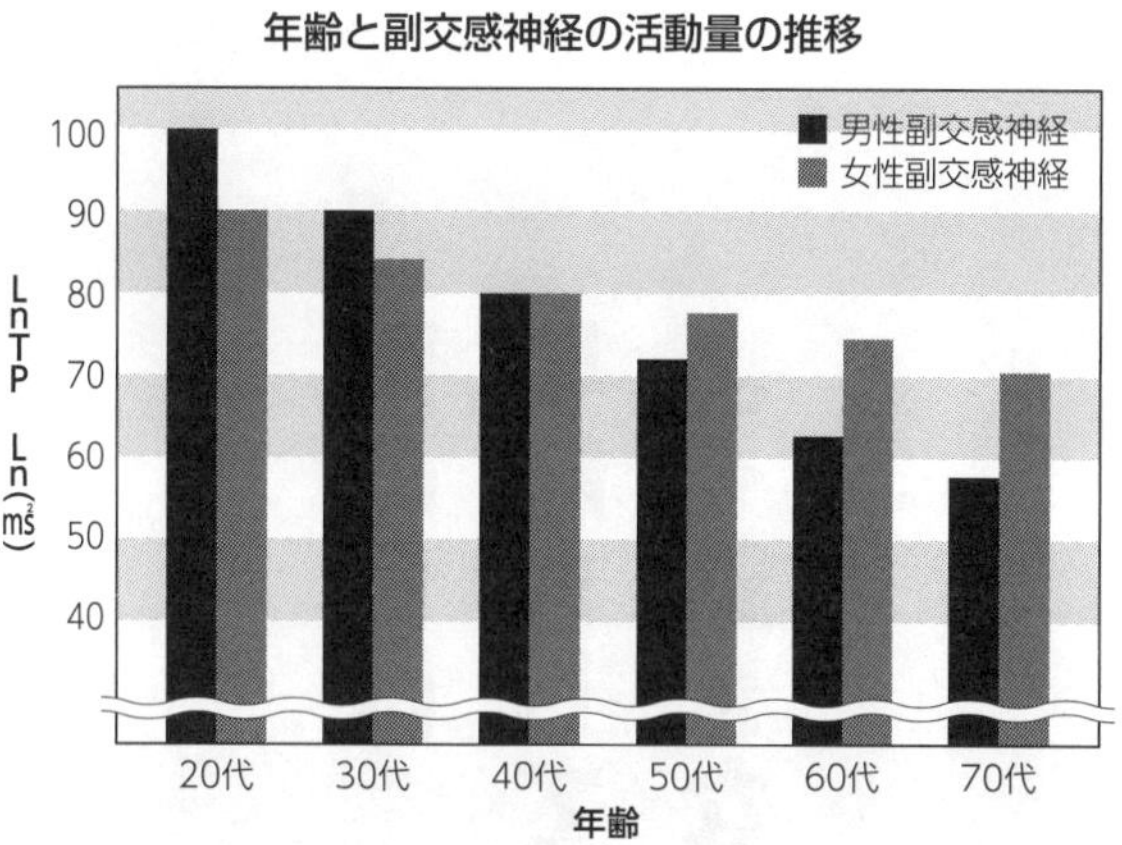

す力が弱いため、血流は滞りがちになります。

このように、交感神経と副交感神経のバランスが崩れれば、血管にとっていいことはありません。

一般的に、20代の若い頃には、交感神経も副交感神経もよく働いています。ところが、年齢とともに、とくに副交感神経の働きが落ちてきます。男性は30代、女性は40代を境にして、自律神経のバランスが崩れていきます。

上のグラフを見ていただければわかるように、**男性は女性よりも副交感神経の下がり具合が激しく、それに伴って心身の休息感が得られにくくなっていきます。**

雨の日は
早起きして
よく動きなさい

133ページのグラフにあるように、年齢とともに、副交感神経の働きは顕著に落ちていきます。

現代人は交感神経が優位になっている人が多いですが、加齢が原因で副交感神経が低くなってしまうと、ますます自律神経が乱れてしまいます。

厚生労働省が発表した「平成30年簡易生命表」によれば、男性の平均寿命は81・２５歳、女性は87・３２歳となっています。

私は、副交感神経の低くなり始める時期が、平均寿命の男女差に関係があるのではないかと考えています。

自律神経は「人体のライフライン」だと、先に述べました。しかも、水道やガスのように自分で蛇口をひねったり、火力を調整したりしなくても、全部、自動でやってくれる素晴らしいライフラインです。

ただ、現代に生きる私たちは、自らそのシステムを壊してしまっています。

そういう状況にあって、自律神経というライフラインを本来ある姿に戻し、最高の働きをしてもらうためには何が必要でしょうか。

それは、自律神経をどうこうしようとすることではなく、私たち自身が「本来ある姿」に戻ることではないでしょうか。

自律神経は、人類が誕生したときから、その基本的生活に合わせてシステムが構築されています。

朝になれば起き、夜になれば眠る。
自動車などないから歩く。
食事は規則正しく摂る。
食べすぎない。
仲間と協力し合う。

こうしたことを守らなければ、私たちの遠い祖先は生き延びることができなかったはず。そして、そのために最適な自律神経のシステムが生まれ、現代人にも引き継がれています。

もちろん、現代を生きる私たちは、遠い祖先のようには生きられません。

しかし、少しでも「本来ある姿」に近づけることはできるでしょう。

たとえば、以下のようなことから始めてみてはいかがでしょう。

どれもすべて言い尽くされている当たり前の習慣ですが、実行できていないのが現代人です。「耳タコ」な情報だからと馬鹿にするのではなく、まず始めてみる、それを習慣にする、ということが大切です。

1　朝日を浴びる
とにかく朝は起きて、そのことを自分の体に知らせましょう。

2　起き抜けに、コップ1杯の水を飲む
1日が始まるリズムをつけると同時に、胃腸の働きを活発にして排便を促します。

3　必ず朝食を摂る
バナナ1本とヨーグルトだけでもいいから食べましょう。朝食を摂らないと、昼食にドカ食いするなど、リズムが乱れていきます。

4 鏡を見て微笑《ほほえ》む

イライラしそうになったら、トイレに行って鏡を見てみましょう。口角を上げてにっこり微笑み、スイッチを入れ直して席に戻りましょう。

5 湯船に浸かる

面倒くさいからとシャワーで済ませず、ゆったり湯船に浸かりましょう。睡眠の質がアップします。

6 今日のものを片づける

家に帰ったら、脱いだ服はハンガーに掛け、鞄の中も片づけましょう。今日という1日を、確実に終えた合図を自分に送りましょう。

7 ゆったり明日の準備をする

明日は今日とは違った新しい1日です。その日を慌ただしくだらしなく始めることがないよう、落ち着いた気持ちで準備しておきましょう。

8 夜はスマートフォンの電源を切る

暗くなってからも明るい液晶画面を見続けるなど、祖先の時代にはありえなかったことです。「便利なら何でも」というのは、生命体として浅はかな考えだと気づきましょう。

これらは「揺らぎ」を正していく習慣になりますが、これ以外でどうしても自律神経が乱れてしまうことがあります。

それは天気です。

季節の変わり目などの急激な気温の変化や強風、湿度や気圧の変化などで自律神経は乱れてしまいます。よく台風の前やゲリラ豪雨の前には、頭痛がしたり、古傷が痛んだりするという人がいますが、原因は自律神経にあったわけです。

前述した習慣を意識して行い、普段から自律神経を整えておくのは大前提。

また、雨の日は副交感神経が優位になりがちで日中もだるかったり、やる気が出にくかったりします。

そのため、雨予報の日の朝はいつもより早起きをして、しっかり朝食をつくったり、掃除をしてみたりと、晴れの日より活発に動いてみることをおすすめします。交感神経のスイッチがＯＮになり、血流もよくなりますよ。

これまでの健康の正体

- 自律神経の乱れを整えたければ、無理に治そうとしないことが大切。
- 雨の日は早起きして、よく動こう。
- 副交感神経は加齢によって下がるため、意識的に副交感神経を上げることをする。

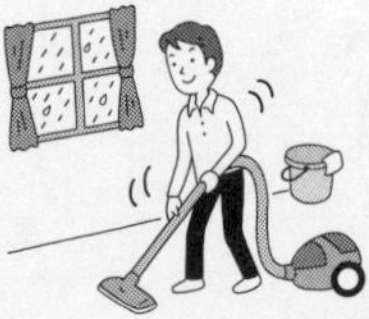

3章

健康でいるためには「いい脳」をキープしなさい

脳で何が起きている？

前章まで私が強調してきたのは、質のよい血液が全身を滞りなく循環することの重要性です。そして、そのために、腸や自律神経がお互いに関与しながら影響を及ぼし合っていることを説明してきました。この章では、さらにもう一つの重大要素、「脳」について考えていきたいと思います。

実は、脳はそれぞれの性格や思考スタイルを左右するだけではありません。あなたの健康そのものを支配します。

多くの人たちは、「体調が悪いのは、その臓器に問題が起きているからだ」と考えます。しかし、実際には脳の影響を受けていることがよくあります。

たとえば、「すぐに胃が痛くなる」という人の大半は、胃そのものに問題があるのではありません。脳が感じ取ったサインによって、胃酸が過剰に出て胃壁を荒らしてしまうのです。

私たちの胃袋はとてもよくできていて、ステーキを消化するくらい強い胃酸が胃の中にあっても、胃自体が溶けてしまうことはありません。これは、粘液が胃酸から胃壁を守ってくれているからです。私たちの胃は、胃酸と粘液のバランスがとれていることで順調に働きます。

しかし、自律神経のバランスが崩れ交感神経が異常に高くなると、粘液に対する胃酸の割合が高くなり、胃壁を荒らしてしまいます。消化すべき食べ物が胃の中に入ったわけでもないのに、交感神経の働きで胃液が分泌されてしまうからです。交感神経が優位になりがちな働きざかりの男性が胃痛を訴える率が高いのもこのためです。

つまり、その人の「胃が痛い」をつくりだしているのは脳なのです。

「通勤電車に乗ると便意に襲われる」というのも同様です。

この場合、便意に襲われるのはもっぱら行きであり、帰りにはほとんど見られないことから、腸自体に器質的問題があるのではないとわかります。ましてや、行きの電車の中に便意を誘発する物質が漂っているわけでもありません。脳がそうさせているのです。

ただ、まずいことに、ある一定の不調を繰り返していると、脳がそれを覚えてしまい、本当は不調は起きていないのに不調を感じるということがあります。

私の患者さんにも、そういう事例が見られます。

慢性の便秘を長く抱えていた患者さんの場合、治療によって便通が改善しても、「まだ、お腹が張っている」と訴えることがあるのです。しかし、診察しても、実際にはお腹の張りは見られません。長い間お腹の張りを感じていた患者さんの脳が、いつまでもそれを覚えているわけです。

こういうケースでは、整腸剤などはあまり意味を持ちません。そのため私は、漢方薬を用いてオキシトシンの分泌を促す治療を施します。すると、脳の状態が改善され、患者さんが訴えているお腹の張りも薄れていきます。オキシトシンについては次の項目で詳しく説明しますが、俗に「愛情ホルモン」「幸せホルモン」などと呼ばれ、幸福感や安らぎに満ちているときに大量に放出されます。

このオキシトシンが放出されているとき、それだけで脳は幸せを感じます。また、自律神経のバランスを整えるうえでも大変に重要な役割を果たすことがわかっています。

このことからもわかるように、普段からオキシトシンが分泌されやすい生活をしていれば、脳が間違った指令を出すこともなく、いらぬ不調を感じずに済むのです。

私たちの脳は、約1000億個以上の神経細胞からなっています。

そして、その神経細胞の一つひとつが、平均して数万個の神経細胞とつながっています。つまり、脳の中では神経細胞同士を結ぶ配線が非常に複雑に入り組み、1000兆もの神経回路を形成しているのです。

こうした神経回路の接続の仕方は人それぞれで、それによって「その人らしさ」が生じます。そして、接続の仕方を決定づけているのがゲノム（genome）です。

ゲノムは、遺伝子（gene）と染色体（chromosome）の合成語で、DNAの遺伝情報が詰まった設計図のようなものです。

ゲノムによって脳の神経回路の形成が決まるのであれば、性格や思考スタイルも遺伝的要素が強くなるということがわかるでしょう。

では、脳の神経回路は一度決まってしまえば変わることがないのでしょうか。

内気に生まれた人は、ずっと内気なままなのでしょうか。あるいは、物事をネガティブに捉えがちな人は、ずっとネガティブなままなのでしょうか。

どうも、そうではないようです。**実は、最近になって、脳の神経回路は分単位で変化していることがわかってきました。**

ゲノムによってある程度は形成されるものの、環境の変化によって回路が変わったり、神経細胞の数自体が増減したりするのです。

たとえば、生まれたときから目の見えない人は聴覚や触覚などが鋭くなることが知られていますね。これは、後天的に病気や事故などで失明してしまった人にも起こります。環境の変化によって遺伝子スイッチの切り替え（ＯＮ／ＯＦＦ）が行われ、脳の神経回路が組み替えられるからです。

今のあなたの脳も、環境変化の影響を大きく受けています。五感の刺激、喜怒哀楽といった感情的な経験、学習、思考などによって遺伝子スイッチの切り替えが生じ、神経回路が組み替えられます。

これまで、何事も悪い方向にばかり考えがちだったとしても、そういうあなたとはさよならできるのです。

ストレスから脳を守るオキシトシン

ストレスが心身に悪い影響を及ぼすということは、あなたも充分に理解しているでしょう。でも、それがどういうメカニズムによって起こることなのかについては、わかっていないかもしれませんね。

それを知ったら、「たかがストレス」などと甘く見ていられなくなります。

前述したように、脳の大脳辺縁系がネガティブな感情を捉えると（つまり、ストレスがかかると）、視床下部にある自律神経のバランスが崩れます。

交感神経が高くなりすぎ、本来であればリラックスしているはずの夜の時間帯も緊張状態が継続します。昼間の嫌な思いが頭から離れず、なかなか寝つけない状況かもしれません。

交感神経が高くなりすぎれば、リラックスできないだけでなく、心拍数や血圧、血糖値なども上がり、血液の質も流れも悪化します。当然、血管は傷んで動脈硬化が進行しますから、重篤な脳疾患や心疾患を招きやすくなります。

また、免疫力が低下してがんの発症や悪化を招くことも明らかです。

さらに、ストレスがかかると「コルチゾール」というホルモンが分泌されますが、それが過剰になると脳細胞が破壊されることがわかっています。

そのため、認知症やうつ病にもかかりやすくなります。

私たちは、いかにストレスから脳を守り、「いい脳」をキープするかについて、もっと本気で取り組まなければいけません。

ストレスまみれにはなりたくないけれど、その原因となるものは、なかなか避けようがありません。こちらが関わりたくないと思っていても、嫌なことは起きますし、嫌な人たちは存在します。だから、それを捉える脳自体の環境をいいものにしておくことを考えましょう。

そこで注目したいのが、前述した「オキシトシン」という物質です。

オキシトシンは、俗に「愛情ホルモン」「幸せホルモン」などと呼ばれ、愛しい感情を抱いているときに大量に放出されます。

ただし、その「愛しい」は、ストーカー的なものではなく、幸福感と安らぎに満ちたものです。男女間だけでなく、家族、友人、もっと広く言えば人類全体や動物などへの愛情も含まれます。また、抱擁を交わしたり、笑い合ったり、絆を確認することでも分泌されます。

このホルモンが放出されているとき、それだけで脳は幸せを感じるので、落ち込んでいる人の背中を優しくなでてあげるのは、少しでもオキシトシンの分泌を促して幸福感を取り戻してもらうために有効なのです。

加えて、オキシトシンは、自律神経のバランスを整えるうえでも大変重要な役割を果たします。

前述の通り、自律神経は間脳の視床下部にありますが、オキシトシンは、やはり視床下部の室傍核《しつぼうかく》と視索上核の神経分泌細胞で合成されます。

このように、両者は非常に近い場所にあるため、**オキシトシンの分泌によって自律神経も刺激を受け、崩れていたバランスが整う**のです。

深い愛情に満ち、かつ自律神経を整えて人々の心身の健康も守ってくれる。

そんなホルモンはほかにはなく、「オキシトシンが世界を救う」とまで言われるゆえんです。

オキシトシンが分泌されると、私たちは幸福感や安らぎを感じ、リラックスします。

逆も言えて、オキシトシンがドバーッと出るには、安らぎを得られる場所が必要なのです。我が家でくつろいだり、ペットの猫とじゃれたり、お風呂にゆったり浸かったり、マッサージを受けたりすることが、オキシトシンの分泌を促します。

それによって副交感神経がよく働き、心拍数、血圧、血糖値などを下げ、血液の質も流れもよくなります。

そのことが、本質的な健康を手に入れるためにどれほど大事なのかは、これまで述べてきた通りです。

血液の質と流れがホルモンを左右する

オキシトシンのようなホルモンが血流にのって全身に運ばれるということを考えると、血液の質と流れが悪ければホルモンもうまく働かないということになります。

ホルモンは血液の質と流れに大きく関与すると同時に、血液の質と流れがホルモンの働きを左右するとも言えます。

まさに、真の健康は一部分で考えることなどできないわけです。

オキシトシンやセロトニン、ドーパミン、ノルアドレナリンなどのホルモンは、私たちの生命維持に欠かせない物質として、近年、研究が進んでいます。

これらのホルモンは、血流にのって体内を巡り全身の細胞に作用するだけでなく、神経伝達物質として、さまざまな脳内ネットワークを構築していきます。

セロトニンは、楽天的な明るい気分をつくりだしてくれるホルモンで、不足すると悲しみや失望感、不安感が強くなります。

「覚醒ホルモン」とも呼ばれ、睡眠中にはほとんど産生されません。朝起きて光の刺激を受けることで分泌が始まり、起きている間は一定のリズムで脳内に放出され続けます。

ドーパミンは、やる気、集中力、生産性をアップさせてくれるホルモンです。達成感を感じているときや、ワクワクした気分のときに多く分泌されます。

このホルモンが不足すると無気力になり、マウスの実験では、食べる意欲さえ失って餓死することがわかっています。

ノルアドレナリンは、意欲を高める一方、不安、緊張、恐怖といったマイナス要素とも深く関わっています。しかし、ノルアドレナリンが程よく分泌されていれば、こうしたネガティブな場面に遭遇したときに最適な判断を下すことができます。やはり、私たちが生きていくうえで非常に重要な物質です。

オキシトシンは、単体で重要な働きをするだけでなく、こうしたほかのホルモンと相互に関与し合い、効果を高めてもくれます。

たとえば、かわいい我が子の寝顔を眺めていれば、穏やかな幸福感に満たされ、オキシトシンが分泌されます。それだけでも充分なリラックス効果がありますが、さらに、オキシトシンによって刺激を受けたほかのホルモンも活性化します。それによって、脳内ネットワークも拡充され、さまざまな事態への対応能力も高くなります。言ってみれば「人間力」が高くなるのです。

全身の健康を左右する
脳と腸内細菌の
コミュニケーション

腸を「第一の脳」と表現することがあります。第二ではなく、第一です。

それほど、脳と腸は密接なつながりを持っています。

脳と腸は、共通した情報伝達物質や受容体によって双方向のネットワークを構築しており、それを「腸脳相関」と言います。ここで用いられる共通の情報伝達物質は、**脳と腸でつくられ、お互いに伝達し合っています。また、発生学的にも腸ができてから脳ができています。**だからこそ「第一の脳」なわけです。


そして、こうした作用に不可欠なのが、1章で説明した「腸内細菌」です。脳と腸内細菌の機能には切っても切れない関係があります。

実際に、ある種の腸内細菌が、セロトニン、ドーパミン、ノルアドレナリンなどのホルモンを分泌させ、脳によい影響を与えることがわかっています。

逆に、ある種の腸内細菌は、脳機能の影響を受けていることもわかっています。

まさに、腸脳相関の状態です。

マウスの実験では、腸内細菌を消滅させると、晴れ晴れとした楽天的な気分をつくるセロトニンが激減し、反対にネガティブなストレスホルモンの放出が増え

腸脳相関

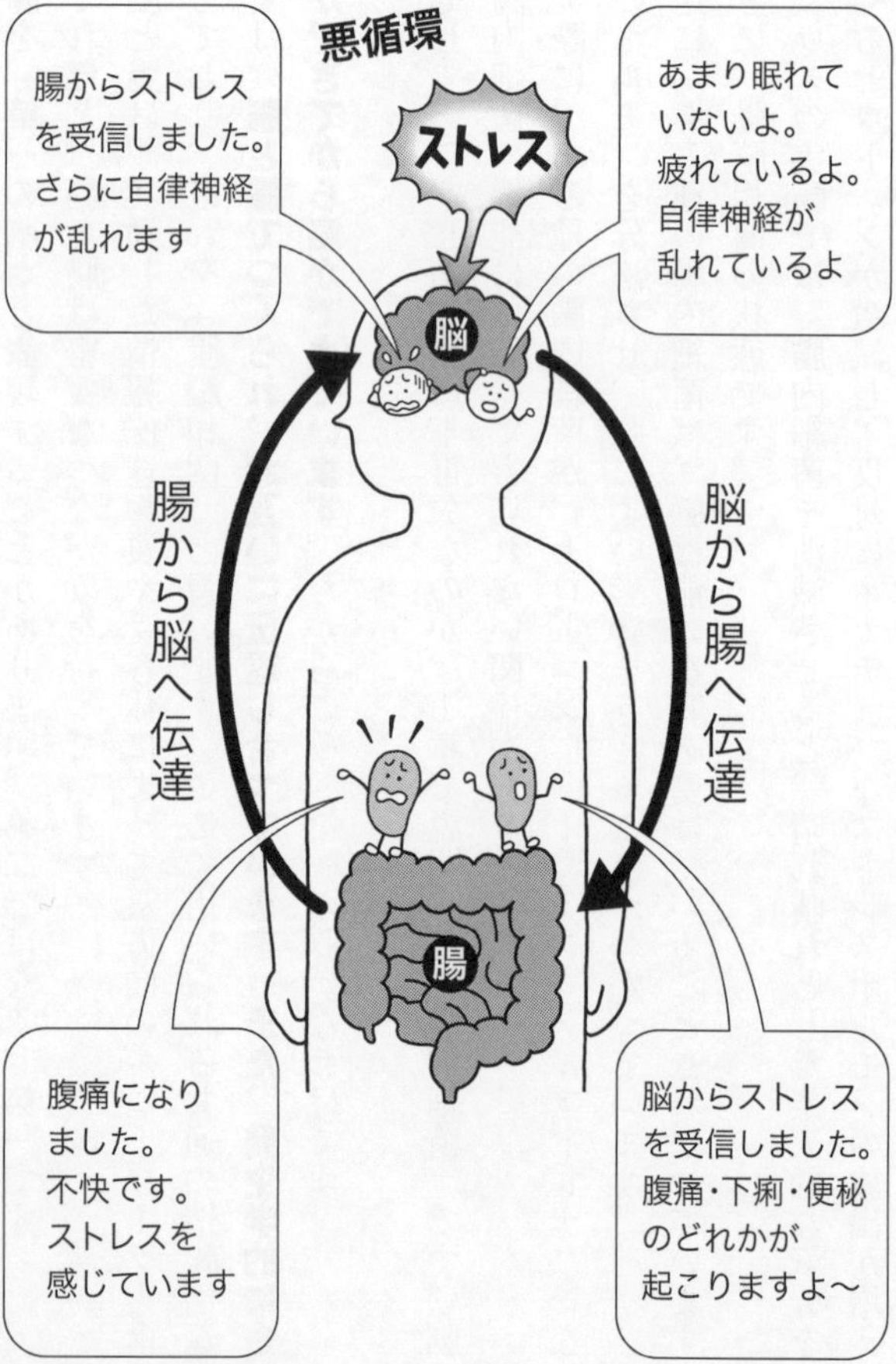
悪循環
ストレス
腸からストレスを受信しました。さらに自律神経が乱れます
あまり眠れていないよ。疲れているよ。自律神経が乱れているよ
脳
腸から脳へ伝達
脳から腸へ伝達
腸
腹痛になりました。不快です。ストレスを感じています
脳からストレスを受信しました。腹痛・下痢・便秘のどれかが起こりますよ～

ることが明らかになっています。

さらに腸のバリアが弱まって炎症を起こし、漏れ出した腸内細菌由来の物質が脳に移行して悪影響を及ぼします。

しかし、このマウスにビフィズス菌などの善玉菌を移入すると、ストレス感受性が緩和され、炎症も改善します。

サルの実験では、母親から引き離された赤ちゃんは、ストレスで糞便中の乳酸菌が著しく減少することがわかっています。

ヒトによる実験でも、乳酸菌とビフィズス菌の摂取を30日間続けることで、血中のコルチゾール（ストレスホルモン）濃度が下がり、心理的苦痛が減少したという報告がなされています。

このように、よい腸内細菌が減ればストレスがかかるし、ストレスがかかればよい腸内細菌が減るという相関関係があるのです。

こうしたことから、精神疾患と腸内細菌の関係性についても、いろいろ考察されるようになりました。近年、うつ病だけでなくさまざまな精神疾患が増えている要因の一つに、腸内細菌の変化があるのではないかと考えられているのです。

とくに、うつ病と腸内細菌は密接な関係があるようで、腸内細菌のバランスを整えるとうつ病の治療に効果があるというデータがあちこちで出てきています。

また、自閉スペクトラム症の子どもには、腸内細菌の種類の変化や胃腸障害があることがしばしば報告されています。

彼らの腸内細菌は、細胞の活動に欠かせないミトコンドリアの機能異常をきたす「プロピオン酸」という物質を産出し、これが脳にまで到達して神経細胞に障害を起こしているのではないかと考えられているのです。

あるいは、腸内細菌由来の「ＬＰＳ《リポポリサツカライド》」という免疫を活性化する成分が脳に移行し、炎症を引き起こして神経の発達を妨げているのではないかと示唆する研究もあります。実際に、アルツハイマー病やパーキンソン病などでも、血中のＬＰＳ濃度が高くなっています。

なお、自閉スペクトラム症は、重症なものから軽症なものまで、症状に幅があります。

いずれにしても、以前はあまり知られていなかった自閉スペクトラム症という病が、今ではかなり身近になったのではないでしょうか。

アメリカの調査では、1975年には5000人に1人だったのが、2012年には88人に1人と、40年弱でなんと約56倍に激増しています。これは、自閉スペクトラム症に対する人々の認識度が上がったという理由では説明がつかず、何らかの環境要因が関わっていることは明らかです。

そして、その一つが腸内細菌だと言われ始めているのです。

おそらく、その指摘は当たっており、「腸内細菌」「腸」「脳」の三者でコミュニケーションをとっていること、そして、それが生活習慣病や精神疾患の発症に何らかの影響を与えていることは間違いありません。

血流障害によって認知症は引き起こされる

2045年には、日本人の平均寿命が100歳になるという研究があります。それが喜ばしいものであるのは、あくまで「健康で生きられたなら」という条件付きです。

今でも日本人は世界でトップクラスの長寿民族ですが、寝たきりにならずに過ごせる「健康寿命」は、平均寿命よりずいぶん短くなります。

厚生労働省の2016年のデータによれば、男性は平均寿命が80・98歳であるのに対し、健康寿命は72・14歳。女性は、平均寿命が87・14歳で、健康寿命は74・79歳となっています。

つまり、平均で男性は約9年、女性は約12年もの長きにわたり、真の健康とはほど遠い日々を送っている現実があるのです。

仕方がないことではありますが、高齢になればなるほど、がんをはじめとした生活習慣病は増えていきます。なかでも、認知症はこれまで以上の問題となるでしょう。

同じく厚生労働省の調査では、すでに認知症の患者数は460万人を超えており、65歳以上の15％が罹患しているということです。

認知症にも種類があって、最も患者数が多いのがアルツハイマー病です。

アルツハイマー病は、アミロイドβ《ベータ》というタンパク質が脳に蓄積することで発症すると考えられているものの、まだ明確にはなっていません。

アルツハイマー病のやっかいなところは、発症する10～20年くらい前に脳から変化が起き始めており、症状が出た頃には脳の障害がかなり進行してしまっている点にあります。

また、血管性認知症という、血管の老化によって起こる認知症も増えています。

血管の老化の主な原因は動脈硬化です。動脈硬化は、高血糖や高血圧などで傷ついた血管膜から、血中の酸化した脂質が入り込み、それがマクロファージという細胞に取り込まれて蓄積することで生じます。

こうした動脈硬化の進行に伴い、脳の細い血管が破れたり詰まったりすることで血流障害が起こり、認知や記憶に支障が出るのが血管性認知症です。

つまり、糖尿病や高血圧があれば動脈硬化はより進行しますし、血管性認知症を発症する確率も上がってしまうということです。

現在のデータでは、認知症のうち約60％がアルツハイマー病、約20％が血管性認知症と考えられていますが、この2つは併発していることもあり、明確に分けて考えることはできません。

というのも、脳の血管の損傷は、血管性認知症だけでなく、アルツハイマー病の危険因子でもあるからです。

脳に
障害を引き起こす
食生活

血液も含めて私たちの体はすべて、口から摂取する食べ物でできています。だから、食事内容をおろそかにして真の健康など手に入るはずがないのです。そして、その食事内容は、単純に必要栄養素が満たされればいいというものではありません。どういう心持ちで食べたか、どんな満足感が得られたかといったことも非常に重要なのです。

というのも、食欲を司っているのは脳だからです。

脳はいろいろ複雑なクセを有しており、甘く見てはなりません。

たとえば、カロリーオフの人工甘味料を使っていれば、本当に太らないのかということを考えてみましょう。

ある30代の女性は、紅茶に大量の人工甘味料を入れて飲み、「これで甘いものを食べたい欲求を満たしているの」と言っていました。

単純に計算すれば、彼女の考え方は間違っていません。しかし、こと脳が絡むと、そうではないのです。

実は、ダイエットコーラをよく飲む人のほうが、そうでない人より肥満傾向にあることがわかっています。なぜでしょうか？　**私たちは、生きるために必要なことを行うと快感が得られるようにできています。**食べたり眠ったりすることをさぼれば死んでしまうために、食欲や睡眠欲があって、それを満たせば気持ちよくなるようにできています。

もちろん、性欲もしかりで、子孫を残すための行為には快感というご褒美がプログラムされています。

このうち、食欲について言えば、甘いものを口にすると最も簡単に快感を得られます。だから、人は甘いものが好きなのです。

しかし、人工甘味料などで甘さの刺激が入り続けると、脳の食欲に関する遺伝子スイッチがＯＮになりっぱなしで、逆に満足を感じる遺伝子スイッチはＯＦＦになります。

このことによって「もっと、もっと」と食欲が増し、甘いもの依存症のようになってしまうのです。結局はお菓子などを貪《むさぼ》り食べることになり、肥満への道をまっしぐらというわけです。

さらに、こうした依存症がひどくなれば、当初の「快感を得られるから」という理由ではなく、「食べなくてはいけない」といった強迫観念にとらわれて食べるようになります。

もはや、脳の遺伝子スイッチはめちゃくちゃ。「真の健康のために、何を食べるべきか」など、とうてい判断できません。

2章でも述べたように、血糖値が高くなる糖尿病は、血液の質も流れも台無しにします。まさに、糖尿病は万病のデパートと言え、認知症の大きな原因となります。

血糖値が高ければ動脈硬化が進行し、血管性認知症にかかりやすくなるのは前述の通りですが、実は、それだけでなく、アルツハイマー病とも大きな関係があることがわかってきました。

固形物であれ、飲み物であれ、糖質が含まれたものを口にすれば血糖値が上がります。普通に食事をすれば、そこには糖質が含まれていますから、誰でも血糖値は上がります。このとき、膵臓からインスリンというホルモンが分泌され、血糖値が上がりすぎないように働いてくれます。

ところが、糖尿病と判断される前の「予備軍」の頃から血糖値が高い状態が続いていれば、分泌されるインスリンの量も常に多くなります。そういう状態が続くと、「インスリン抵抗性」と言って、だんだんインスリンの効きが悪くなります。となれば、「もっと分泌しなければ」と膵臓が頑張って、さらに血中のインスリン濃度が高くなります。すると、今度は増えすぎたインスリンをどうにかしなければなりません。そこで、ある酵素によってインスリンが分解されます。

実は、この酵素は、アルツハイマー病の発症に深く関わっているアミロイドβを分解する働きも持っています。

つまり、本来であればアミロイドβの分解に使いたい酵素をインスリンの処理に充《あ》ててしまうために、糖尿病患者はアルツハイマー病にかかりやすいと考えられるのです。

一方で、日本人は塩分を摂りすぎているという指摘は昔からなされ、とくに高血圧への影響が指摘されてきました。濃い味好きには、聞き飽きた「耳タコ」の話でしょう。

ところが、最近の研究で、**塩分の摂りすぎは脳にも障害を引き起こすことがわ**

かってきたのです。

ある実験で、ネズミに一定の期間、塩分を多く摂取させました。その結果、脳の神経細胞のスイッチが切り替わり、脳が「再プログラム化」され、血圧制御不能に陥ったそうです。

いったいどういうことなのか、もう少し詳しく説明しましょう。

通常は、血圧が上がると、それを察知した脳から血圧を下げる分子が放出され、正常に戻ります。ところが、再プログラム化によって、その分子が放出されなくなり、血圧が上がったままの状態になったというわけです。

これまでも、塩分の摂りすぎが血圧を上げることや、それによって血管や腎臓を悪くすることはわかっていました。ところが、それだけでなく、脳にまで障害を与えていたのです。

脳が障害を起こすということは、血圧制御以外のほかのプログラムも多大な影響を受けます。あなたのパソコンが、ある日突然、再プログラム化され、仕事に絶対に必要な機能がすっかり失われてしまったようなものです。

塩分摂取を控えることは、真の健康を求めるうえで必須の条件と言えそうです。

「脳のために糖分を」は封印しよう

「考えすぎて脳が疲れちゃったよ」などと言って、甘いものを口に運ぶビジネスパーソンをよく見かけます。

ドラッグストアに行けば、簡単に摂れるブドウ糖も売られています。少しでも脳の働きをよくしたい受験生にも人気のようです。

それもすべて、「脳はブドウ糖からしかエネルギーを得られない」と見聞きしたからでしょう。

「脳はブドウ糖からしかエネルギーを得られない」ということ自体は間違っていませんが、「だから補充しなければいけない」というものではありません。

わざわざ補充などしなくても、普通に暮らしていれば脳のブドウ糖は不足しません。

普段の食事にも糖質は含まれているし、私たちの体には、グリコーゲンとして糖質が蓄えられているからです。

山で遭難した人が、水だけで何日も生き延びることがあるのも、このグリコーゲンのおかげです。

たとえグリコーゲンを使い果たしてしまったとしても、肝臓で脂質が分解されるときにできるケトン体という物質を、脳はエネルギーとして使うことができます。

遭難したわけでもないのに、仕事や勉強をするレベルで糖分の補充など必要ありません。

それなのに「脳のために」と言いたがるのは、たいがいは、甘いものを食べたいがゆえの言い訳なのです。

もし、「甘いものが不足して脳が働かなくなっている」と本当に感じているとしたら、低血糖状態に陥っているのかもしれません。

血糖値は、食前・食後で変わりますが、いずれにしても80から140の間に収まっているのが理想で、高すぎても低すぎてもいけません。

80を下回って低血糖に陥ると、集中力がなくなってぼーっとしたり、めまいや吐き気などさまざまな不快症状に襲われます。そして、それを解決するために「糖分を摂取したい」と感じるのです。

しかし、そもそも糖尿病の治療を受けているのでもない普通の人が低血糖に陥る場合、糖分が不足しているのではなく、むしろ摂りすぎているケースが多々あります。いわゆる「血糖値スパイク」を起こしているのです。

たとえば、空腹時に甘いお菓子やジュース、炭水化物を摂取すれば、血糖値が急激に上昇します。この上昇した一瞬は「快調！」と思えますが、その後は急激に下降し、低血糖状態に陥ります。この繰り返しは、糖尿病へとつながることはもちろん、血液の質と流れを大きく阻害します。

あなたの糖分は充分に足りています。

「脳のために糖分を」は封印しましょう。

これまででの健康の正体

□脳の状態が健康そのものを支配する。

□「いい脳」をキープするためのカギはオキシトシン。

□脳のためを理由に糖分を摂ることは控える。

□塩分の摂りすぎは
脳に障害を起こす可能性がある。

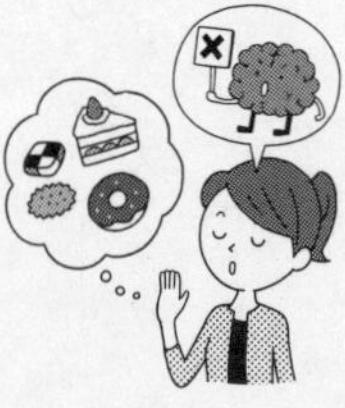

4章

老いるほど筋肉が必要な理由

血液は筋肉によって運ばれる

これまでもふれてきたように、血液が体中を巡るためには、心臓が勢いよく血液を送り出し、それを血管が運ぶという連携作業が必要です。

大きなブルドーザーが掘り出した土を、手分けして必要な場所へどんどん運んでいる工事現場を、イメージしてもらえばいいでしょうか。

言ってみれば、体の中で「力仕事」が行われているわけです。

力仕事には「筋肉」が必要。血液を運ぶ仕事にも、筋肉が大活躍しています。

ただ、私たちが普段「筋肉」として意識しているのは「骨格筋」だけです。骨格筋は、自分の意思で動かすことができる「随意筋《ずいい》」で、脚や腕、腹、背中などについている筋肉です。みなさんがジムで鍛えているのは、骨格筋です。

一方、血液の流れに直接的に関わっているのは、自分の意思では動かせない「不《ふ》随意筋《ずいい》」です。具体的には、「平滑筋《へいかつ》」と「心筋」です。

平滑筋は、内臓や血管の壁にくっついている筋肉です。胃や腸の蠕動運動を行ったり、血管を伸び縮みさせて血液を送ったりします。

心筋は、ズバリ、心臓の筋肉です。ポンプのように動いて、血液を勢いよく送り出してくれます。心筋の働きが悪くなる心筋症という病気は、心不全を起こすため命に関わります。これら平滑筋や心筋は、自律神経によって動いています。だから、ジムでは鍛えられません。

では、血液の質と流れを改善するために、私たちが自分の肉体についてできることはないのでしょうか？

そんなことはありません。運動して全身の骨格筋を鍛えることは、血管にとっても非常に有意義なのです。血管は筋肉群（骨格筋）の中に存在しているため、それらが鍛え上げられることで、血管がもまれるような状態になり、しなやかさを保てるからです。

また、心肺機能が向上することで、全身に送り出す血液量が増えます。骨格筋が鍛えられることで、末梢部分から心臓に血液を戻す力も強くなります。

体を動かすことで腸の蠕動運動も活発になり、腸の血流もよくなります。すなわち、全身の血流もよくなります。

さらには、腸内環境がよくなり、精神的にもリフレッシュすることで、セロトニンの分泌が促進され、血管が拡張して血流が増えます。もちろん、自律神経も整います。真の健康を手に入れるためには、運動は欠かせない要素なのです。

筋肉だけは いくつになっても 増やせる

「健康加齢（ヘルシーエイジング）」という概念があります。読んで字のごとく、健康的に年齢を重ねていくことです。具体的には、次の4つの項目を満たす状態を指します。

1　主要な慢性疾患にかかっていない
2　認知機能に重大な障害がない
3　身体機能に重大な障害がない
4　メンタルヘルスが良好に保たれている

まさに、理想的な健康状態ですね。若い人であっても、この4つをすべて満たしているケースは多くありません。

ロンドン大学が、この健康加齢に運動がどのくらい寄与するかについて、8年にわたる大規模な調査を行いました。その結果、運動すればするほど経過は良好であることがわかりました。

なんと、ずっと運動を続けていた群は、健康加齢の4項目を満たす確率が、まったく運動をしなかった群に比べ7・68倍という高さを示したのです。

また、調査開始当時は運動をしていなかったけれど4年後から始めた群でも、まったく運動をしなかった群の3・37倍になりました。つまり、何歳になってからでも運動習慣は身につけたほうがいいということです。

なぜ運動が健康加齢に寄与するかというと、血流の改善に著しい効果があるからです。血液の質と流れが真の健康をつくりだすということは、これまで繰り返し述べてきました。そして、腸や自律神経、脳の状態が血液と大きな関わりを持っているということも。

ただ、年齢を重ねれば、どうしてもそれらの機能は衰えていきます。

そして、衰えを自覚しても自分ではなかなか対処できません。

せいぜい、「今よりも衰えないように現状維持に努めよう」とするのが精一杯です。


しかし、筋肉だけは唯一、高齢になっても増やすことができるのです。

私は、年齢を重ねた人ほど、運動が必要だと思っています。

新たな毛細血管をつくりだす

序章で、私たちの毛細血管は加齢に伴って消滅していくと述べました。しかし、運動によってそれを復活させることができるのです。

運動をすると、血流がよくなります。このとき、消滅せずに残っている毛細血管の先端ギリギリまで血液が流れ、酸素が送り届けられます。すると、その刺激を受けて、新たな毛細血管がつくりだされるのです。復活ではなく「新生」と表現したほうが正しいかもしれません。

逆に言えば、**運動しないでいると、残っている毛細血管の先まで血液が行かないため、ますます、その毛細血管は縮こまってさらに消滅する**ことになります。

毛細血管がしっかり働かなければ、大きな血管の負担が増え、重大な病気につながる可能性が増えてしまいます。運動をして毛細血管を蘇《よみがえ》らせることは、大きな血管を健康に保つためにも非常に有効です。

このときの運動は、ハードなものである必要はありません。いえ、ハードでないほうがいいのです。というのも、**毛細血管はもろいため、呼吸が乱れるほどハードな運動をすると、ちぎれてしまう可能性がある**からです。

私たちの血液の70％は下半身に集まっている

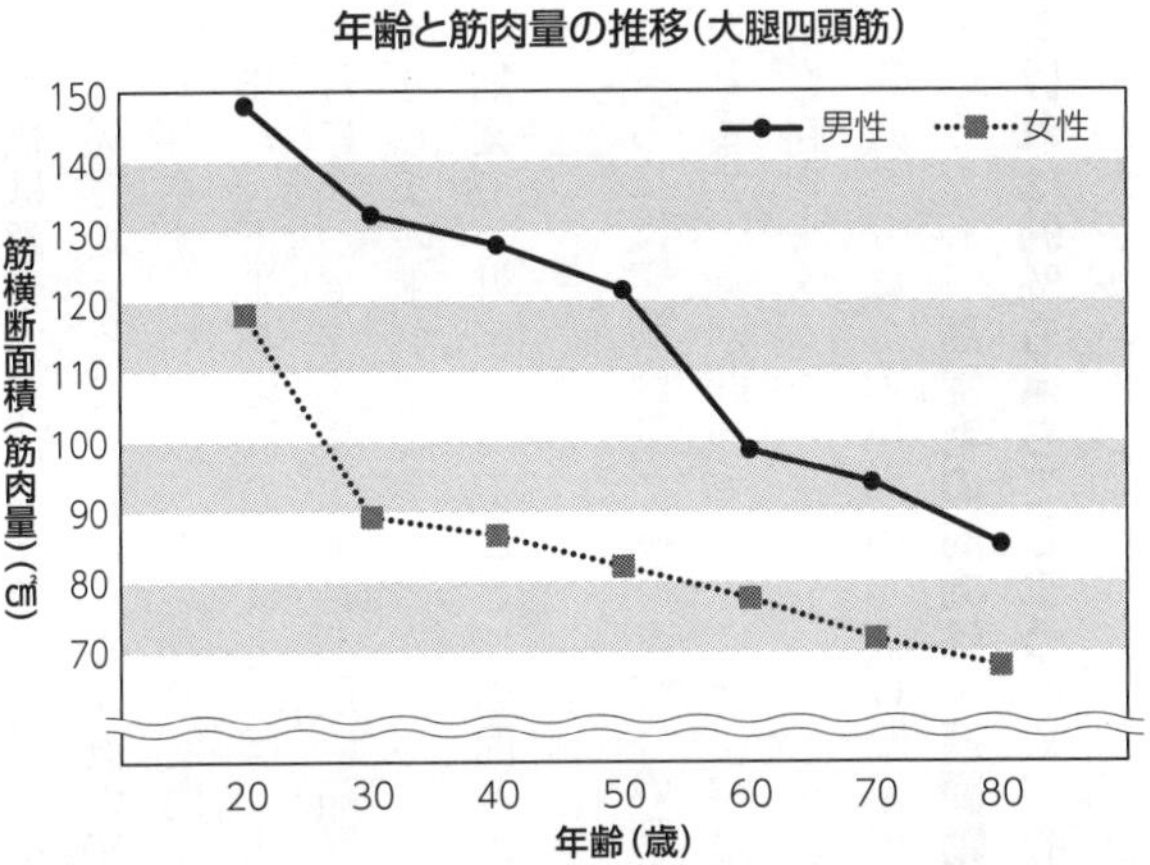

出典：筑波大学大学院　久野研究室

体内を循環している血液は、重力の影響で、その70％が下半身に集まっています。しかし、筋肉が弛緩・収縮を繰り返すことで、下半身に下りてきた血液を上半身に送り返すことができています。

つま先まで下った血液でさえ送り返すことができ、このときに使われるのは主にふくらはぎの筋肉です。それゆえ「ふくらはぎは第二の心臓」と言われるのです。

ただ、何もしなければ、20代をピークに加齢によって筋肉はどんどん落ちていきます。それは、上半身よりも下半身に顕著であり、とくに大腿四頭筋の退化は深刻で、70歳までにはピーク時の約3分の1が失われます。

前述したように、私たちの血液の70%は下半身に集まっており、それを上半身に送り返すためには、下半身の筋肉がしっかり働いてくれなくてはなりません。

また、下半身の筋力が衰えれば、すなわち足腰が弱くなり、行動量が減ります。それによってますます運動不足に陥り、筋力が衰えるという負のスパイラルに入ってしまいます。

加えて、外出が減ることで周囲とのコミュニケーションも少なくなり、認知症へと近づきます。

さらには、筋肉量が減ると骨への刺激も少なくなり、骨粗鬆症《こつそしょうしょう》にかかりやすくなります。骨が弱っているうえに、足腰がおぼつかないとなれば、転倒による骨折も起きやすくなります。

寝たきりになる原因の1位は脳卒中（脳梗塞や脳出血）ですが、2位は骨折です。というのも、**高齢者の筋肉は1週間動かないでいるだけで20%落ち、5週間動かなければ96%も落ちてしまう**ため、骨折による療養をきっかけに歩けなくなってしまう人が多いのです。

ですから、筋肉を鍛えようと考えたら、まず下半身を重視してください。
とくに、次のいずれかに当てはまる人は、下半身の筋肉が衰え始めている証拠ですから、より「本気」が求められます。

- 歩くのがおっくうで、つい車を使ってしまう
- ちょっとした段差につまずきやすくなった
- 歩くスピードが遅くなった
- 歩幅が狭くなった
- すぐゴロンと横になってしまう

実は、過去の私自身がまさに「当てはまる人」だったのです。でも、私はそんな自分を変えました。今では、ビルの7階くらいまでなら一気に階段で上がれるようになりました。

もちろん、あなたにもできることです。

鍛えるべきは、下半身

普段の生活の中で最も手っ取り早く、足腰をはじめとした下半身の筋肉を鍛えられるのが、階段の上り下りです。

そうした絶好の機会が目の前に用意されているのに、エスカレーターに乗るために列に並んだり、その行列待ちにイライラしたりするなどナンセンスです。もっと積極的に階段を使いましょう。

「自宅マンションではエレベーターに乗らない」「駅では階段しか使わない」など、自分だけのルールを決めてしまうのもいいでしょう。

階段は使い慣れるまでが大変です。だから、1回や2回挑戦したくらいで、「やっぱり無理」と放り出してはいけません。

私自身、今では7階くらいは楽々上れますが、最初は2階まででも「うんざり」でした。すぐに息が切れてしまって「歳《とし》だなあ」とショックを受けたのを、よく覚えています。

でも、続けているうちに、ある日「あれ、楽に上れるようになっている」と気づきました。このことは、私にけっこうな自信を与えてくれました。

あなたにも、必ずそういう日は来ます。

運動習慣のなかった高齢者が、いきなり階段上りにチャレンジすると、転倒してしまう恐れがあります。前述したように、寝たきりになる原因の第2位が骨折なのですから。そこで、まずおすすめしたいのが「スクワット」です。

私は『死ぬまで歩くにはスクワットだけすればいい』（幻冬舎）という本を書いていますが、スクワットは、年齢とともに落ちやすい大腿四頭筋に大きな効果があるだけでなく、実は全身の筋肉を効率よく鍛えることができるのです。

また、普段あまり意識していない次のような筋肉も鍛えられます。

・腸をリズミカルに動かして便を押し出す「腸の筋肉」
・便漏れを防ぐ「肛門括約筋」
・尿漏れを防ぐ「骨盤底筋群」

こうした筋肉も、放置していれば加齢によって衰える一方。高齢になるにつれ便通の具合が悪くなったり、便や尿を漏らしてしまう悩みが増えるのはこのためです。スクワットで一緒に鍛えてしまいましょう。

血流改善スクワット

①両足を肩幅に開いて立ち、両手を頭の後ろで組んで息を吸う。

②背筋を伸ばしたまま、息を吐きながら膝が90度になるまでゆっくり腰を下ろしていく。

③息を吸いながら、ゆっくり膝を伸ばし、元の姿勢に戻る。

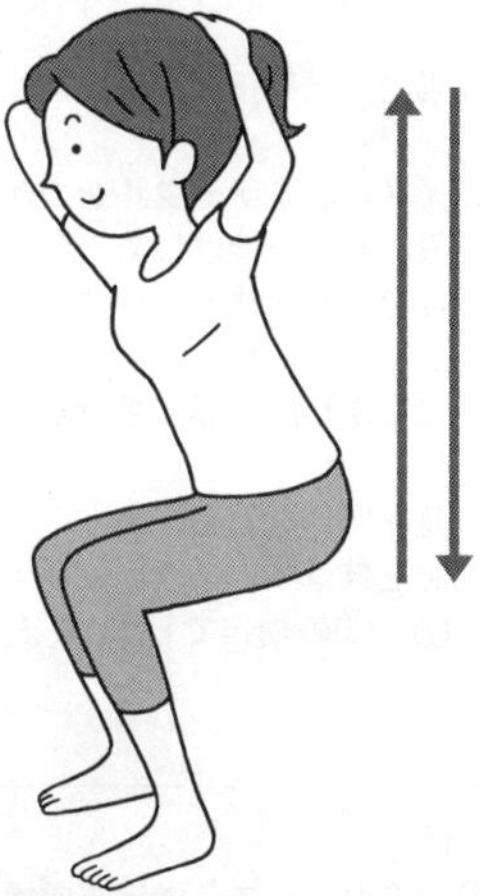

まずは朝晩5回ずつからスタート！
朝晩20回ずつを最終目標にしよう。

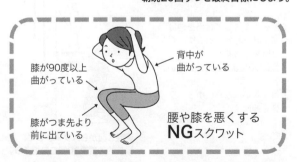

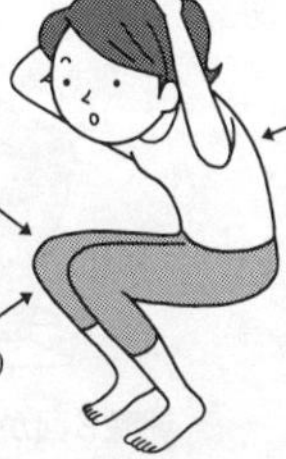
背中が
曲がっている
膝が90度以上
曲がっている
膝がつま先より
前に出ている

腰や膝を悪くする
NGスクワット

足腰に自信がない人向けスクワット

① 両足を肩幅に開く。

② イスの背やテーブルをつかみ、背筋を伸ばして、息を吐きながらゆっくり腰を下ろす。
膝は90度より深く曲げない。

③ 息を吸いながら、ゆっくり膝を伸ばす。
①〜③の動作で1回とする。

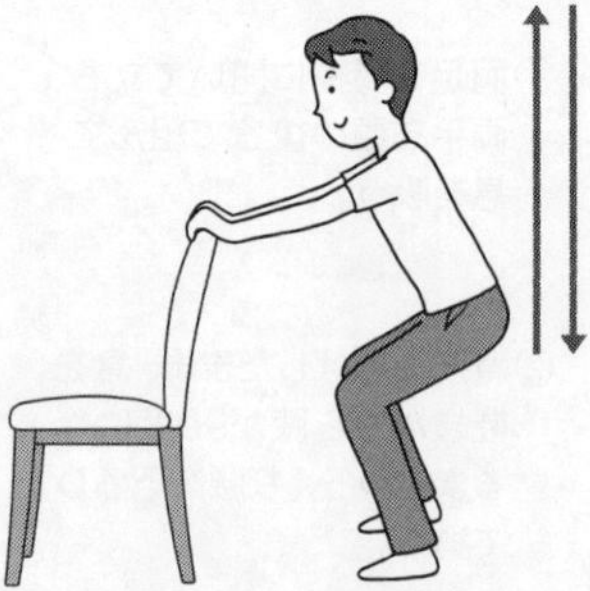

朝晩5回からスタートして、最終的に朝晩20回を目指そう。

---

① 壁を背にして、両足を肩幅に開く。両手は胸の前でクロスする。

② 壁を支えにして背筋を伸ばす。息を吐きながらゆっくり腰を下ろす。
膝は90度より深く曲げない。

③ 息を吸いながら、ゆっくり膝を伸ばす。

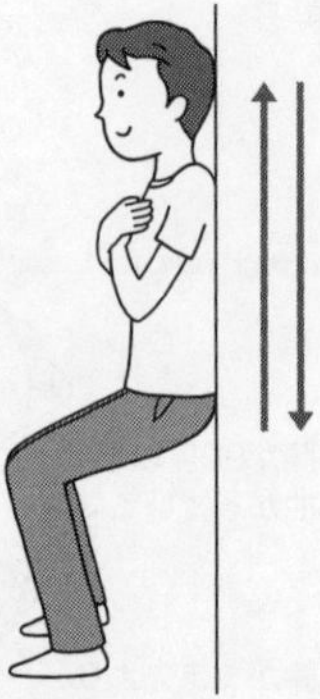

朝晩5回からスタートして、最終的に朝晩20回を目指そう。

便秘改善スクワット

①両手を頭の後ろで組んで、両足を肩幅に開き、背筋を伸ばす。

②息を吐きながら上半身をゆっくり左にひねる。
膝が90度になるまで腰を下ろしていく。

③息を吸いながら、ゆっくり膝を伸ばし、元の姿勢に戻る。②と同じようにして右にひねる。

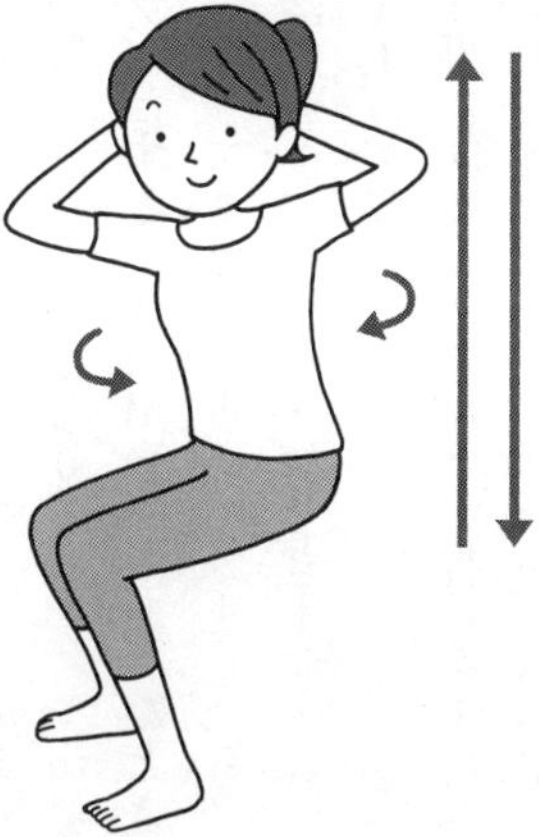

左右1セットで
朝晩10回ずつ行う。

正面

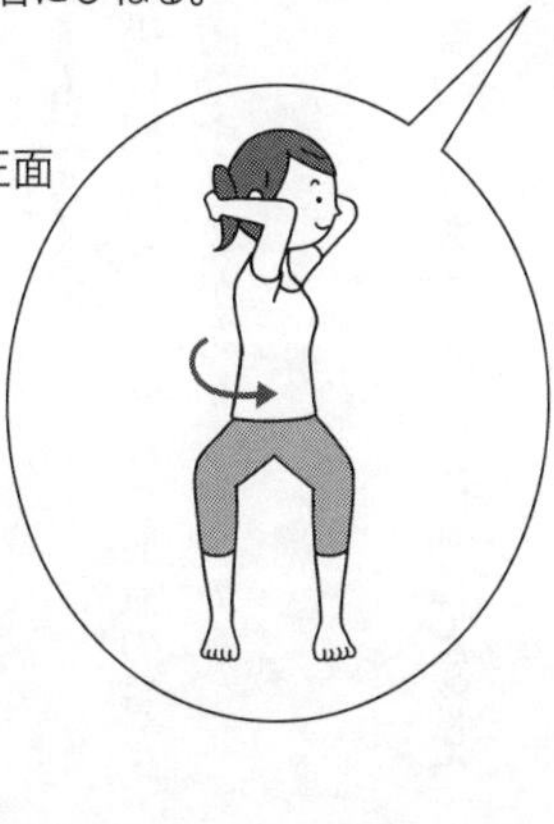

スクワットで足腰に自信がついてきたら、ウォーキングも普段の生活に取り入れやすい運動です。

要するに歩けばいいのですから、どこでも誰でもできます。

ただし、のんびり歩いていたのではあまり効果は期待できません。血液の質と流れをよくするためには、以下の3つの条件を満たす必要があります。

1　一定のリズムで歩く

規則正しいリズムで歩くことで、自律神経が整っていきます。自律神経が整えば、血液の質も流れもよくなります。

何かイラッとするような出来事があったときには、外に出て「1・2、1・2」と数えながらリズミカルに歩いてみましょう。それだけで高くなりすぎていた交感神経が落ち着き、リラックスできます。

2　視線を上げて歩く

難しい仕事に向かうときなど、視線を下に落とし考え事をしながら歩くことが多くなります。スマホをいじりながら歩いている人も、みんな下を向いています。

しかし、うつむいていると、首の外頸動脈と内頸動脈の境目にある副交感神経のスイッチが圧迫されて、血流が滞ってしまうのです。

また、気道が狭くなり、呼吸が浅くなります。そのため、交感神経が高くなりすぎ、やはり血流が悪くなります。

それに、下を向いて歩いていたら危険物にも気づけません。視線を上げて、変わりゆく景色を楽しみながら歩いてください。

3　まとめて歩く

5分くらいの短い時間をちょこちょこ何度も歩くよりも、20分でいいのでまとめて歩きましょう。集中して歩くことで呼吸の量が増え、血流もアップします。

20分のまとめ歩きの時間は、朝や夕方などに新たに設けてもいいですが、通勤している人なら、電車の駅を一つ手前で降りることでもつくりだせます。

20分を楽に歩けるようになったら、40分、60分と時間を延ばしてみましょう。その頃にはすっかり、「歩くことは楽しい」と感じられるようになっているはずです。

だるいときほど動きなさい

「いくら休んでも疲れが取れない」ということ、ありませんか？

もしかしたら、それは休みすぎが原因なのかもしれません。

あるとき学生があくびをしていたので、「寝不足か？」と聞いたら、「寝すぎて眠いんです」と返してきました。

この現象、ほとんどの人が一度は体験したことがあるのではないでしょうか。実は、寝すぎて眠くなるのにはちゃんとしたワケがあるのです。


「休息」というと、たいていの人は、ゴロンと横になったり、体を休めたりすることを想像するでしょう。

しかし、それは本当の意味での休息ではありません。


そもそも、なぜ休息をとるのかを考えてみてください。

その目的はおそらく、「体をよい状態に戻したい」というものでしょう。

つまり、血液の質と流れを最良にすることこそが、休息の目的なのではありませんか？

だとしたら、かえって体を動かしたほうがいいことも多いのです。

とくに、体がだるいときほど、動きましょう。

何か特別な疾病によるのではない、普段起こりうるだるさの原因は、血液の「鬱《うっ》滞《たい》」です。主に静脈に血液が滞留して、老廃物を運び出せなくなっているからだるいのです。

こういうときは運動して、血流を促進するのが一番です。鬱滞していた血液が流れれば、老廃物も処理され、酸素や栄養が体の隅々に行き渡ります。なかなか取れないだるさに悩んで、「だるいから今日もじっとしていよう」と考えるのは、かなりトンチンカンな選択と言えます。

家の中で行う運動でも、充分に血流をよくすることができます。次の項目で紹介するエクササイズを日常に取り入れてみましょう。

血流をよくする
エクササイズ

血流改善エクササイズ

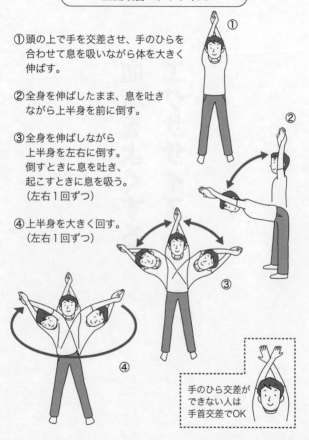

①頭の上で手を交差させ、手のひらを合わせて息を吸いながら体を大きく伸ばす。

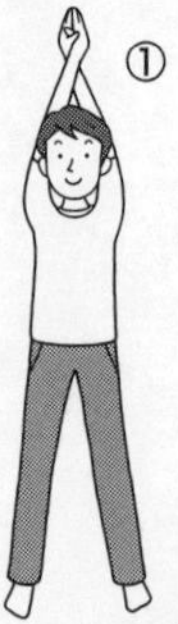
①

②全身を伸ばしたまま、息を吐きながら上半身を前に倒す。

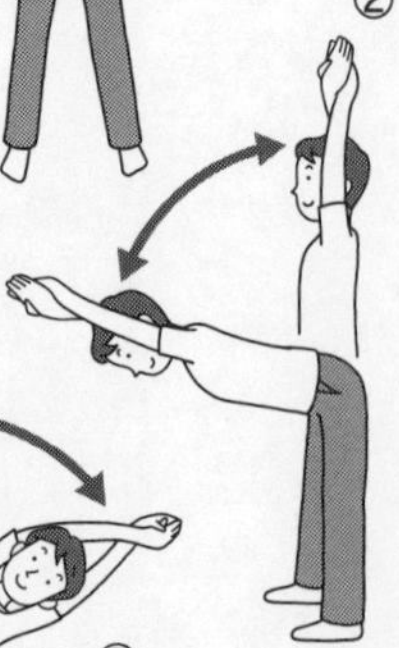
②

③全身を伸ばしながら
上半身を左右に倒す。
倒すときに息を吐き、
起こすときに息を吸う。
（左右１回ずつ）

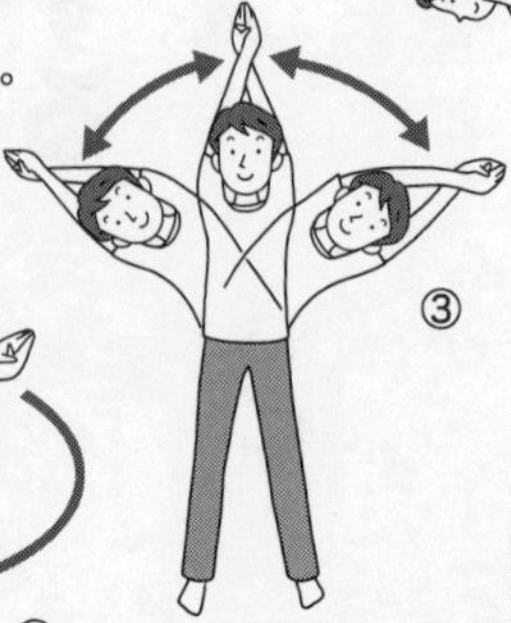
③

④上半身を大きく回す。
（左右１回ずつ）

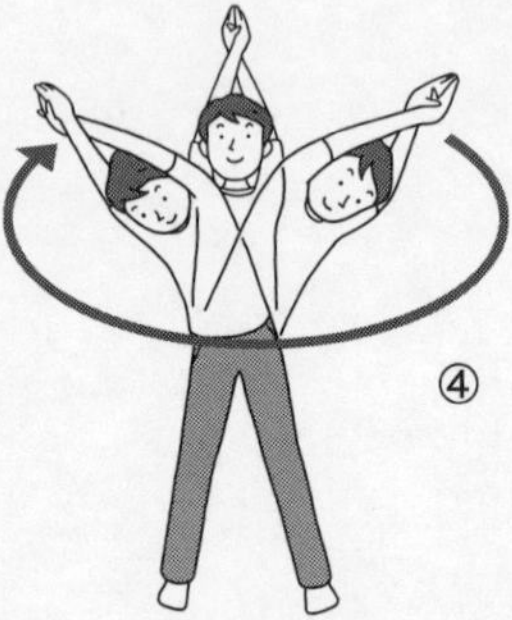
④

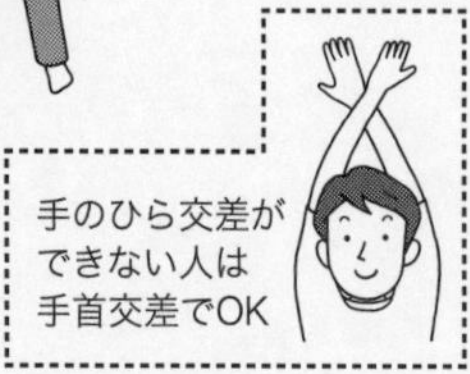
手のひら交差が
できない人は
手首交差でOK

グーパーエクササイズ

①足を肩幅に開き、両手首を頭の上で交差して、
肘はしっかりと伸ばす。

②手をグーパーさせながら上半身を回す。
一回転したら反対に回す。

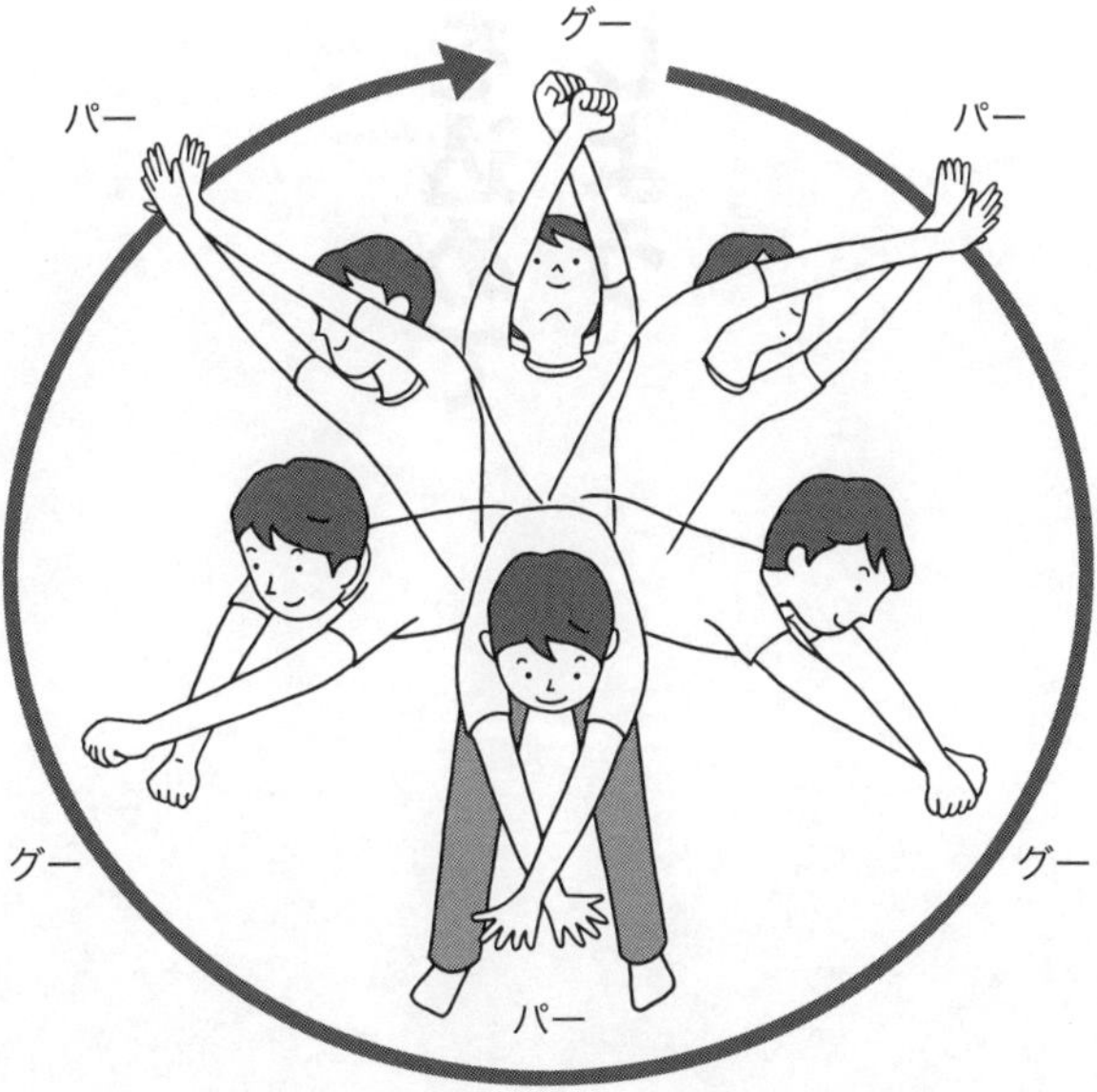

気持ちを込めて呼吸をしよう

私たちは普段、意識せずに呼吸をしています。まさに「空気はタダ」で、お金を払って手に入れた服や靴に比べ、ずいぶんぞんざいな扱いをしています。でも、それでいいのでしょうか？

私の研究室には、末梢血管の血流を測定できる「ドップラー」という機器があります。これで調べてみると、呼吸を止めた瞬間に末梢血管の血流がサーッと悪くなっていくのがわかります。その後、呼吸を再開すると、その血流は瞬く間に回復します。

あまりにも瞬間的に、かつ劇的に変化する様子を見ると、呼吸がいかに大切かを思い知らされます。

正常時

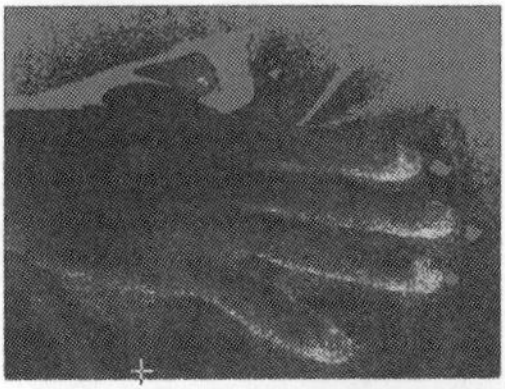

ストレス負荷時

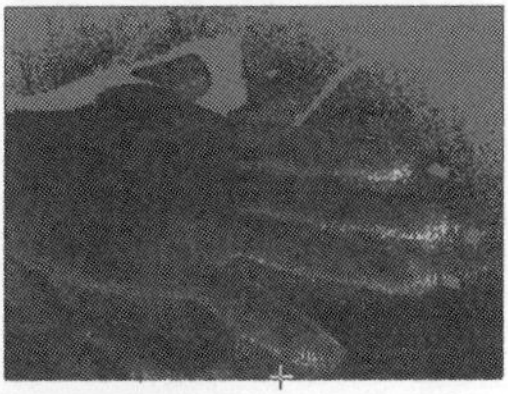

深呼吸したとき

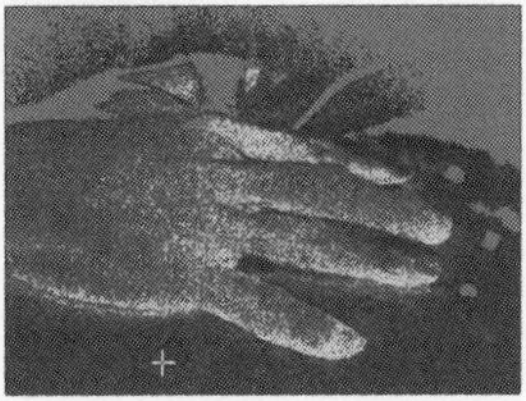

たしかに空気はタダですが、それを吸い込むことで、血液は酸素を体の隅々にまで運ぶことができるのです。呼吸は血液の質と流れ（つまり真の健康）に大きな影響を及ぼすものであり、もっと大切に考えなくてはなりません。

ストレスフルでせわしない毎日を送っている現代人は、どうしても「速くて浅い呼吸」になります。それでも息苦しくなるようなことはないため、とくに気にもとめません。

しかし、速くて浅い呼吸は、交感神経を刺激して心身を緊張モードにします。そのため、血管が収縮し、血流も悪くなります。当然、血液による全身の細胞への酸素供給能力も落ちます。気づかないうちに非常に不健康な状態になっているのです。

対して、ゆったりとした深い呼吸は、副交感神経を刺激し、心身をリラックスモードにしてくれます。血管が開いて血流がよくなり、全身への酸素供給量も増えます。つまり、体にとって理想の状態です。

私たちは、眠っているときにはこの理想の呼吸を行っています。というのも、眠っているときには何も意識しないからです。睡眠時無呼吸症候群のような病気や、悪夢にうなされているようなことがなければ、意識しないままにゆっくりとした深い呼吸ができています。

本来であれば、起きている日中でもそうあるべきなのですが、なかなかそうはいきません。

大変な仕事を片づけているときも、私たちは無意識のうちに呼吸をしています。ただ、呼吸は無意識であっても、かかるストレスには大いに意識が向いています。そのため、自律神経のバランスが乱れ、速くて浅い呼吸になってしまうのです。

このように、「意識・無意識」は、私たちを複雑に支配しているというわけです。

——現代社会に生きる私たちは、いつの間にか交感神経が高くなりすぎて、速くて浅い呼吸になっている。

このことを認識し、ときおり意識的に呼吸を調整しましょう。

具体的には、ゆっくりとした深い呼吸を繰り返します。

鼻から4秒かけてゆっくり息を吸い、それをまたゆっくり鼻から8秒かけて吐き出します。このとき、胸ではなくお腹をふくらませるように意識するといいでしょう。「1・2・3・4……」と、頭の中で数えながら行ってもいいでしょう。

たったこれだけのことなんです。**たったこれだけのことで、自律神経が整い、血液の質も流れもよくなります。**

自律神経自体は自分の意思ではコントロールできませんが、呼吸を意識的に行うことで、間接的に副交感神経を刺激することが可能になります。

しかも、パソコンのキーボードを打ちながらでも、会議に出席しているときでも、満員電車の中でもできます。

呼吸法は、このように日常に溶け込ませて行うのが一番。日常的に繰り返すことで、意識しなくてもゆっくりとした深い呼吸が習慣化されます。

もちろん、「緊急時」の深呼吸も有効です。

――プレゼンを前にしてドキドキが止まらなくなった。

――悔しい思いをして、ハアハアと明らかに呼吸が乱れている。

こういうときは、まず深呼吸。

息を吸うのも吐くのも「ゆっくりゆっくり、深く深く」と自分に言い聞かせながら10回ほど繰り返せば、副交感神経のスイッチが入って、呼吸も血流も整っていきます。

呼吸の重要性については、日本よりもアメリカのほうがはるかに理解が進んでいます。アメリカの主だったメディカルスクールには、必ずと言っていいほど呼吸の講座があるほどです。

一方で、日本では呼吸法を「エビデンスがない非科学的なもの」と捉える風潮が強いのです。

これには歴史的な要素が関与していると、私は考えています。

呼吸法をはじめ、ヨガや太極拳などは、アメリカにとっては新しい学問です。だからどんどん取り入れます。

ところが、日本はそうしたものを明治維新のときに捨てて、西洋医学に的を絞りました。一度捨てたものに戻るのは、なかなかプライドが許さないのでしょう。

しかし、賢明な読者なら、そんなプライドにはとらわれないことと思います。

呼吸によって血の巡りがよくなるのは明らかです。

これからはもっと呼吸に意識を向けていきましょう。

健康スイッチは朝、入れる

あなたは、毎朝起きてすぐ、どんなことを考えますか？

「もう朝か。もっと寝ていたい」

「また会社に行かなくちゃならないのか。嫌だなあ」

こんなネガティブスイッチを、朝一番から入れてしまっていませんか？

そして、そのままドタバタ身支度し、慌てて満員電車に駆け込むというのでは、すでに血液の質も流れも絶不調。自分で自分を病気に近づけているも同然です。


朝の時間は、自分の体調と向き合う、とても大事なひとときです。

起きてまず考えるべきは、「さて、今日の体調はどうかな？」ということです。

目覚めはいつもと比べてどうでしたか？

そもそも、よく眠れましたか？

胃はもたれていませんか？

鏡に映った顔は、むくむことなくすっきりしていますか？

尿の出や色はどうだったでしょう？

声には張りがありますか？

どこか、痛みやかゆみなどを覚えるところはないでしょうか？

こうして、自分の体調を丁寧にチェックするクセをつければ、ちょっとした変化を見逃すことなく、病気になる前の未病で防げるか、もしくは早期の段階で適切な治療に入れます。

一方で、自分の体の声に耳を傾けられない人は、すべて手遅れにしがちです。

こうしたチェックには、5分もかかりません。たった5分早起きして体調チェックの時間を設けるだけで、1日の始め方がまったく変わります。ネガティブな「流されモード」から、自分主導の1日へと、スイッチを切り替えてください。

自分の体の声が数字になったものが体重です。

体重は毎日、測定しましょう。

そして、手帳やカレンダーの隅など、毎日目にふれるところに記録してください。自分の体重すら把握せずにいて、本質的な健康を手に入れようなど、どだい無理な話です。

たいていの家庭では、体重計は洗面所に置いてあるはずです。毎朝、起きてトイレを済ませたら、そのまま体重計に乗ってください。

私自身、1日に最低1回（多いときは2～3回）体重を量り、厳しくコントロールしています。体重管理は、健康維持のために非常に重要だと知っているからです。

私が見ている限り、理想の体型を保っている人ほど、よく体重計に乗ります。ところが、本当に体重測定が必要な人は乗りません。彼らは、「自分は最近、太ってきている」と自覚しています。でも、それを数字で見せられるのが嫌で、測定を避けているのです。

しかし、よく考えてください。

体重が増えつつあるということ（もしくは体重が急激に減っていること）は、見過ごしてはならない重大なサインです。

「今なら、まだ間に合うから手を打って」と、体が必死に訴えているのです。

それに対し、「量りたくない」と逃げてしまうのは、**健康への道ではなく、病気**

への道を選んでいるということです。

実際に、太っている人が体重を落とすだけで、血圧、血糖値、コレステロール値など、血液検査の数値は軒並み改善されます。逆に言えば、体重が増えると、それに比例して血液の質も流れも悪化するということです。

どんなに太っている人でも、「今日からきちんと体重を量ろう」と決心し、毎日それを続けていればやせていきます。この時点ですでに意識が変化しており、生活習慣もいい方向に向かうからです。

一方で、「まあ、周囲と比べてそんなにデブというわけでもないし」「若い頃のようなファッションは必要ないから」「増えていても、せいぜい2~3キロでしょう」などと現実から目を背けていると、徐々に、かつ確実に体重は増え続けます。

最初は2~3キロだったのが、4~5キロになり、6~7キロになり、やがて10キロオーバーとなります。2~3キロならなんとか修復可能ですが、10キロとなるとあきらめしか生まれないでしょう。

このあきらめは、真の健康をあきらめることでもあるのです。

「0か100か」の考えはやめよう

本章では、真の健康を手に入れようと考えているあなたが「できること・やるべきこと」をいくつか紹介してきました。

張り切って取り組もうとしていた人なら、「案外、普通だな」「なんだか物足りないな」「目新しいことがなくてつまらない」と感じるかもしれません。

でも、健康の分かれ目は結局そこなのです。

実際にやってみること、そして続けてみることが、大切です。

高い目標や難しいこと、お金がたくさんかかることに向かってチャレンジするのではなく（たいてい失敗します）、当たり前を続けること。つまり王道を進むことです。

もともと私たち人間は飽きっぽくできていて、すぐにさぼろうとします。

そういう人間の特性を理解したうえで、次の3つのポイントを押さえ続けてください。

1　毎日できることが大事

「仕事が忙しくてできなかった」

「疲れていたからできなかった」

時間のかかることやハードな運動などは、こうした言い訳のもと、三日坊主に終わってしまいます。そうではなくて、毎日できる簡単なこと、出張などで場所が変わってもできることを続けましょう。

毎日同じことをすると、それがイコール、自分の健康度を知るバロメーターになります。体重を量るのはもちろんのこと、スクワットなども毎日同じようにやっていれば、「いつもより大変に感じるな」「なんだか体の動きが悪いな」と体の声に敏感になれます。

2　体を酷使するほど頑張る必要なし

スポーツクラブに行くと、「あんなやり方では、かえって健康から遠ざかるな」と感じる人が、必ず1人や2人はいます。

彼らはたいてい汗だくで、「ううっ」と苦しそうなうめき声を漏らしながら重いバーベルを上げています。あるいは、長時間トレッドミルを独占して、ハアハア言いながら走っています。

しかし、そもそも息切れするようなハードな運動はケガのもとですし、自律神経のバランスも崩してしまいます。

また、前述したように、毛細血管の再生に向きません。

それに何より、続きません。

一見、健康的に見えるプロのスポーツ選手でも、引退後は案外、病気に悩まされることが多いのです。おそらく、現役時代に無理を重ねているからでしょう。

本質的な健康を手に入れるには、ハードな運動は適しません。

3 できなかった日があっても、また始めればいい

「続けることが大事だ」と強調すると、できなかった日が1日でもあると挫折感を抱いてしまう人がいます。

そして、「できなかった。もういいや」と、いきなり振り出しに戻ろうとします。

しかし、こうした態度は決して利口ではありません。

できなかった日があっても、また次の日から始めればいいのです。そういう緩さを持っていれば、結果的に1年365日のうちの、少なくとも300日以上はできていることでしょう。

しかし、「0か100か」の考えでいると、1日つまずいただけで、1年を棒に振ってしまいます。

これまでの健康の正体

- 筋肉だけは高齢になっても増やせる。運動しよう！
- 体がだるいときほど、よく動く。
- 呼吸を丁寧にするだけで血の巡りはよくなる。
- 実際にやるかやらないか、続けるか続けないかが健康と病気の分かれ道になる。

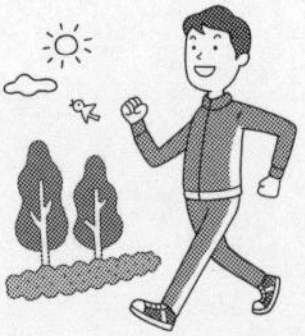

5章

後悔しない病院と医師との付き合い方

体・技・心

「心技体」という言葉があります。「心技体が揃っていて、はじめて本物と認められる」などといった使い方をします。

とくに、柔道などの指導現場で用いられ、強い選手でいるためには「心＝メンタル」「技＝テクニック」「体＝フィジカル」の3要素が必須で、どれか一つでも欠けてはダメだということを示しています。

私たち医療者も同様で、この3つが揃っていなければ最善の治療などできません。おそらく、どんな仕事であっても、あるいは子育てや家事であっても、同じことが言えるでしょう。

ただ、この言葉を使うとき、一般的にはとくに「心」の部分が強調される傾向にあります。

「どんなに技術や体力があっても、メンタルが弱くては勝てない」

「どんなに優秀でお金があっても、心が貧しければ愛されない」

そして、最終的には「心さえ美しければ（メンタルさえしっかりしていれば）あとはなんとかなる」という精神論に行き着くのです。

しかし、私はこの論調には同意しかねます。

私は、健康な体があってこそ、技術も精神もついてくると考えています。

つまり、「体技心」です。

血液の質と流れが申し分なければ、極めて快調に過ごせるので仕事もうまくいくでしょうし、自律神経や脳の働きも整うので気分もいいでしょう。

逆に、いくら自分の気持ちを奮い立たせようとしても、血液の質と流れに問題があれば、とうていうまくいきません。

まずは「体」に目を向けることが重要であり、あまりにも「心」にフォーカスしすぎないほうがいいのです。

ちなみに、「心技体」という概念について述べている古い文献に、明治44（1911）年に出版された古木源之助氏の『柔術独習書』（制剛堂）があります。

ここで古木氏は、柔術を学ぶ目的を以下の順番で説明しています。

「第一　身体の発育」
「第二　勝負術の鍛錬」
「第三　精神の修養」

やはり「体技心」でいいのです。
あまりにも精神面を重視しすぎ、自分の心について完璧にコントロールしようと考えすぎると失敗します。

病は、あなたが選んだ道の先にある

私の家系は膵臓がんが多く、母も膵臓がんで亡くなりました。だから私は、「自分がかかるなら膵臓がんだ」と勝手に決めつけているところがありました。

そのため、内視鏡で簡単に検査ができるにもかかわらず、上部消化器については無関心でした。ところが、あるとき、ほんの気まぐれで後輩医師に胃カメラ検査をしてもらったら、食道に腫瘍が見つかったのです。

2日後に急いで切除して病理検査に回し、良性であるとわかったのですが、腫瘍の顔つきからして悪性でもおかしくはありませんでした。

私はそのとき、「自分の体のことはわかっているつもりでいたけれど、そうではなかった」と思い知らされました。

私の専門である大腸でも、がんにかかった患者さんはたいてい「なんで自分が？」とショックを受けます。「私はいつか大腸がんにかかると予想していたのです」などと言う人はいません。

このように、私たちは今後、どんな病気にかかるかわかりません。

そして、どこの病気であろうとも、結局は「その部位だけが原因だった」ということはなく、全身状態が悪かったということなのです。

私たち人間は（動物もそうですが）、必ず死を迎えます。

老衰も一つの病と考えるなら、みないずれ致命的な病にかかります。

そして、そのタイミングは、本人が思い描いていた理想よりも早く訪れることがあります。現実に、30代、40代という若さでこの世を去る人もたくさんいます。

それでも、医師の目からすれば、「天命であったろう」と思えるケースもあります。私たち医療関係者がいかに力を尽くしても治せない病気はあるのです。

一方で、「こんな病気で命を落とすべきではない」と悔しく思うケースもあります。命を落とさないまでも、ＱＯＬ（生活の質）を相当に犠牲にしている人たちを見て、「なぜ、そういう道を選んだのか」と感じるのです。

もっと打てる手はあった。

未病のうちに打てる手はあったはずだ、と。

もちろん、私たちは聖人君子ではありません。いろいろ生活の乱れが生じてしまうのも当然です。

だから、未病の状態に陥ることまでをも完全に避けることはできません。

しかし、そこから健康に近づけていくことはできます。

私たちは、未病状態に陥るか否かを自分で選んでいます。

そして、そこから健康に戻すか、あるいは病へと突き進むかについても、自分で選んでいます。


病は突然降りかかってくるものではなく、あなたが選んだ道の先にあるのです。

2週間にわたって症状が続くなら病院へ行きなさい

体の調子が悪いことを認識しているのに、なかなか病院に行こうとしない人がいます。太ってきたと感じていながら体重を量ろうとしないのと同じで、彼らに共通しているのは「現実からの逃避」です。

しかし、逃避していたら、解決がより困難になっていきます。

ある40代のビジネスパーソンB氏は、最近、胃がシクシクと痛むことが増えてきました。高校時代に仲のよかったクラスメートが、スキルス性胃がんで亡くなっており、もしかすると自分もがんではないかと心配しています。

妻が「病院に行って」とすすめても、「がんだったら嫌だから行きたくない」と逃げ回っています。

「もし、そうだったら、なおさら早く行かなくちゃダメじゃない」という妻の声に押され、しぶしぶ有名な胃腸専門クリニックの予約を取りました。

診察日が近づいてくると、ますます胃の痛みは激しくなり、B氏は「これは尋常ではない」と腹をくくりました。

ところが、胃カメラでは特別な異常は発見されず、医師からはストレスによるものではないかという診断が下されました。すると、その日から胃の痛みはすっかり消えてしまったというのです。

このように、きちんと調べた結果、大丈夫だとわかったとたんに、それまでの症状がきれいになくなる人は多いのです。

不安でいる間は自律神経がひどく乱れており、それが余計に症状を悪化させているのだと思われます。

もちろん、本当に悪い病気が見つかることもあるでしょう。

しかし、ならば一刻も早い発見と治療が必要なのは言うまでもありません。

つまり、結果がどちらであるにしろ、早く病院に行ったほうがいいわけです。

その合理的な道を選べないようでは、真の健康は手に入りません。

勝手に自分であれこれ決めつけていないで、不安なことがあったら病院へ行きましょう。

とくに、2週間にわたって症状が続くようなら、迷わず受診すべきです。

ちょっとした腹痛や頭痛など、2～3日で消えてしまうようなことがありますね。これらは、たいてい、一時的なものにすぎません。

しかし2週間続いたなら、どこかおかしいと考えられます。

もしかしたらB氏のように思い込みが症状を悪化させているのかもしれませんが、それも含めて、病院に行って根本的な原因を探るべきです。

信頼できる近所のクリニックを見つけよう

では、不調を感じたときには、どんな病院へ行くべきでしょう。

すぐに「大病院へ」と考える人がいますが、それは得策ではありません。

私が勤務する順天堂大学医学部附属順天堂医院には、ありとあらゆる診療科が揃い、日本中から患者さんが集まってきます。そこでは主に、街中《まちなか》のクリニックなどでは対応できない先進的な専門医療を行っています。

しかし、ここで強調しておきたいのですが、大病院と比較して街中のクリニックの診療レベルが低いということはありません。

それぞれに、違った役割があるということです。

大病院では、専門分野に特化しているからこその先進的医療が行えます。

一方で、街中のクリニックで働く医師は、広く全般的な知識を持ち、さまざまな治療を行っています。風邪や胃腸炎、インフルエンザはもちろん、ちょっとしたケガにも対応してくれるでしょう。

そして、「これはウチでは対処できない」「もっと専門的な検査や治療が必要だ」と判断したときには、適切な医療施設を紹介してくれます。

だから、まずは近所にかかりつけのクリニックを持ち、そこで自分の体質などをよく理解してくれる医師との信頼関係を築いておくのがベストです。

もちろん、その医師が信頼に値するかどうかを見極めるのは、あなたの役割です。

その医師はあなたのことをわかっていますから、「いつもの○○さんの症状とは違う。徹底した検査をしたほうがいい」と感じたなら、大病院なり専門病院なりに紹介状を書いてくれるでしょう。そのルートで動けば、結果的に最速・最善の治療が受けられるはずです。

一方で、最初から「とにかく大病院へ」と考えたらどうなるでしょう。

まず、とても待たされます。病院の待合室で貴重な時間を、しかも体調が悪い状態でムダに費やすことが、あなたに与える影響を考えてみましょう。イライラして自律神経は乱れるばかりでしょう。

それに、適切な診療科に行き当たらない可能性があります。

たとえば、狭心症のような心疾患で大きな血管が詰まりかけているとき、胸苦しいという症状が出るとは限りません。「肩が凝った」「胃が痛い」あるいは「歯が痛い」と感じることもあります。心疾患を疑っていなければ循環器内科を訪ねるということができず、結局、たらい回しになってしまう可能性もあります。

これがかかりつけ医なら、「もしかして心臓ではないか」と察知し、必要に応じて大病院の循環器内科を紹介してくれるでしょう。

「どんなことでも大病院派」の人たちは、それが正しい選択だと思っているのでしょう。自分で有名医を選んでいるのだと。

しかし、実際には、あまり賢いやり方ではありません。

断言します。

日本には素晴らしい医師がたくさんいます。

あなたが信頼する医師にあなたの体調について相談することが、医師と賢く付き合うための第一歩です。

ドクターショッピングはやめなさい

医師といえども人間ですから、いろいろなタイプがいます。

気の短い人、説明が下手な人、偉そうな人……。

患者さんからしたら、「ちょっと嫌だなあ」と感じる医師もいることでしょう。

もちろん、そんな医師に大事な命を預ける必要はありません。

ただ、「ダメだ」と決めつける前に、一つだけ再確認しておいてほしいことがあります。


どんな医師も、目の前の患者さんに対して最善の治療を施したいと考えているということです。

それは、人格がどうとか道徳上どうとかいう問題ではなく、医師は医療のプロだからです。


プロの料理人は、自分の料理に誇りを持ち、「美味《おい》しい」と言ってもらうことを望んでいます。お客さんに対してわざと不味《まず》い料理を出そうと思うわけはなく、そこにある材料と自分の腕でできる限り美味しいものを提供しようとするでしょう。それと同じことです。

一方で、パーフェクトな医師は存在しません。限りなくパーフェクトに近い人はいますが、それとて完全ではありません。

この2つの事実を理解したうえで、賢く医師と付き合ってください。

私は、人生とは選択の連続だと考えています。

そこには、仕事や結婚といった選択項目のほかに、真の健康の道を選ぶか、病に近づく道を選ぶかという重大なテーマがあります。そして、どんな医療者と付き合うかということもまた、一人ひとりの選択にかかっています。

ただ、このときの選択は、単純にA医師か、B医師か、それともC医師かということではなく、あなたという存在が、それぞれの医師とどのような信頼関係を結ぶかということまでを含めた事案なのだと思います。

ある人にとってA医師は素晴らしいのに、ほかの人からは評判がよくないということもあるでしょう。これはすなわち、あなた次第で変わるということ。

つまり、あなたが「どうあるか」ということも、重要な選択作業なのです。

そういう意味で、**「ドクターショッピングはおやめなさい」というのが私の本音です。**

もし、あなたが「もっといい医者がいるはずだ」と医療機関を渡り歩くようなドクターショッピングをしているなら、「どこを探してもいい医者がいない」からではなく、本当は「何を探しているのかわからない」からではありませんか？

たとえば、私が靴を買うときのことを考えてみましょう。

「何でもいいから靴が欲しい」ということはありません。「ラフなパンツに合うローファーが欲しい」とか「ダークスーツのためのストレートチップが欲しい」という、自分のニーズは具体的に把握しています。

そして、「だったら、あの店に行けばありそうだ」と目星をつけます。それによって、ドンピシャで気に入った靴と出合える確率が高くなります。

もちろん、「残念ながらピンとくるものがない」ということもあります。

そんなときは違う店を訪ねることになりますが、せいぜい2～3軒あたれば充分でしょう。

それを、用途も予算も曖昧《あいまい》なまま、あげくは自分の足の特徴も説明しないまま、「もっといい靴があるはずだ」と言っても、誰もそれを差し出してはくれません。

ドクターショッピングは、足を棒にして回ったあげく、結局、気に入ったものが見つからないショッピングになりがちです。

それは、時にあなたの健康状態を著しく低下させる原因になります。

信頼できる健康法は、何でも取り入れてみよう

世の中の景気の良し悪しに関係なく、「健康市場」は絶えず活況を呈しています。

「○○を飲んでいればがんにならない」

「10歳若返る○○の秘密」

「長寿者が欠かさず摂っている○○」

テレビでも雑誌でも、あるいは車内広告でも、「健康になるための○○」という宣伝コピーを見ない日はありません。

こうしたものの中には、詐欺まがいのひどいもの、まったくエビデンスがないものもたくさん含まれています。

一方で、「毎日続けたら、たしかに体によさそうだ」と医師である私が感じるものも時にはあります。

私は、「信頼できる健康法なら何でも取り入れたらいい」と思っています。

要するに、ここでも選択が求められるのです。

よく、「西洋医学はダメ」とやたらと漢方に頼る人や、逆に「代替医療など一切信用してはいけない」と決めつける極端な人がいますが、損な道を選択していると思います。

たとえば、アロマテラピー、ヨガ、音楽療法などはリラックス効果があり、自律神経を整える働きが期待されます。

これらによって、直接的に血糖値が下がったり、腫瘍が小さくなったりするということはなくても、補助的にいい効果を促進してくれる可能性は充分にあります。

大事なのは、自分が気持ちよく感じられるか、そして、信用できる業者なり団体なりが行っているかどうかの見極めです。

それが満たされているなら、真の健康づくりのために取り入れてもいいでしょう。

「心配なんてしたくないが、根っからの心配性なんだ」という人はどうしましょう。そもそも日本人はセロトニンの分泌量が少なく、脳の構造的に、どうしても悲観的に物事を考える傾向にあります。

不安や恐れ、心配から解放される手段として、近年、注目を浴びているのが「マインドフルネス」です。

マインドフルネスは「今・ここ」にいる自分に集中する心のあり方や、それを目指すプロセスのことを指します。

要するに、あるがままの自分を見つめる作業を重ねることで、余計な雑音に乱されることのない安定した精神状態を築くというものです。

欧米では早くから、薬物療法と並んで、うつ病や不安障害などの治療手段として用いられています。

私たち人間の脳には、本人も意識しないうちにたくさんの言葉（マインドトーク）がひっきりなしに流れています。それが、たいていネガティブなものであるため、どうしても思考が悲観的になりがちなのです。

しかし、そのマインドトークは現実のものではなく、脳が勝手につくりあげている妄想です。

そこで、そうした妄想ではない「今・ここ」に目を向ける習慣をつけていくことで、無用の不安や恐れ、心配から解放されるのです。

こうしたマインドフルネスの手法は、自律神経を整える効果も高く、私自身も日々の暮らしの中に取り入れています。

方法はいくつかありますが、最も簡単なのが「自分の呼吸に意識を向ける」というものでしょう。

私たちは普段、意識して呼吸を行ってはいませんが、呼吸ほど「今・ここ」なものはありません。過去への後悔も未来への不安も現実ではなく、今・ここで呼吸をしていることこそが「たしかなこと」なのです。

あぐらをかいてもいいですし、イスに座ってもOKです。リラックスした状態で目を軽くつむり、深い呼吸を繰り返し、それを数えてみましょう。

そして、「私は今、息を吸っている」「私は今、息を吐いている」と意識します。これを3分間も続けていると、ある種の無我の境地になれます。

最初はなかなかなじめなくても、続けているうちにコツもつかめてきます。

電車の座席でもできますし、慣れてくれば立ったままでも可能です。どこでもできるようになれば、「何か心が乱れることがあっても、マインドフルネスをやれば大丈夫だ」という自信につながります。

先のことは案じない今を楽しむことに集中する

あなたが日常的にすべき究極の選択は、「心配しない」ことです。

私たちの身の回りに起こることは、何事につけ、心配し始めれば、いくらでも心配できます。でも、キリがないのでやめておきましょう。

よく引き合いに出される「コップの水」の例で言えば、「まだ半分ある」と思えずに「もう半分しかない」と悲観的に捉えていたら、心配で心配でたまらなくなるでしょう。しかし、心配したからといって、コップの水は増えません。

私の患者さんに、老後資金のことが心配でならないという人がいます。「2045年には、日本人の平均寿命が100歳まで延びる」という情報を得て、「せいぜい80歳くらいまでの計画しか立てていなかったのに、その後20年生きるとしたら資金はどうしましょう」と言うのです。

しかし、本当に100歳まで生きるかどうかわかりません。不幸にして1年後に事故に遭うかもしれません。

それに、心配していたからといってお金が舞い込むわけでもありません。要するに、心配してみたところで意味がないのです。

それどころか、心配することで自律神経が乱れ、血液の質も流れも悪くなります。だから、何事につけ「心配する」という選択肢はチョイスせず、楽天的に構えていたほうがいいわけです。

これは、「体調が悪いのに病院に行かない」といった発想とは違います。むしろ真逆です。「体調が悪いのに病院に行かない」という人は、一見、楽天的なようでいて実は、悪い結果を心配しているのです。

無用な心配をしていなければ、シンプルに病院に行きます。そして、「問題ない」という結果を得ればさらに安心しますし、悪い病気が見つかればいち早く治療に入れます。いずれにしても、「心配しない」で行動している人のほうがいい結果がついてきます。

「心配する」ということで、何か問題が解決するなら、いくらでも心配したらいいでしょう。**しかし、いくら心配してみたところで、用意されている結果は変わりません。**そうであるならば、今この時間を楽しく過ごしたほうがいいではありませんか。それに何より、心配事を抱えていると、末梢の血管が閉じてしまい血流が滞ることが、私たちの研究で明らかになっています。

真の健康づくりのために、心配する習慣は手放しましょう。

私が30年以上続けている「3行日記」

意識をいつもいい状態にしておくために、私がおすすめしているのが「3行日記」です。専用の小さなノートを用意してもいいですし、手帳の隅を使ってもかまいません。大事なのは、自分の文字で手書きすることです。

1　今日、失敗したこと

2　今日、感動したこと

3　明日の目標

この3項目について、ベッドに入る前の落ち着いた時間帯に、それぞれ1行ずつでいいので丁寧に書き込みましょう。

まず「今日、失敗したこと」を書くことで、ネガティブな感情を整理できます。さらに、その失敗を人のせいにしたり、その失敗から逃げたりすることがなくなるので、結果的に、同じ失敗を繰り返さなくなります。次に「今日、感動したこと」を思い出すことで、その日1日が価値あるものだったと確認できます。また、ネガティブな気分に陥ったときに見直せば、スイッチの切り替えができます。

私たち人間は、よいことよりも悪いことのほうを覚えている傾向にあり、本当はいい1日なのに、なかなかそう思えないのです。感動したことは、必ずあるはずです。どんな小さなことでもいいので思い出し、書き留めておきましょう。

最後に「明日の目標」を書いておけば、やるべきことがわかり、不安が消えていきます。したがって、落ち着いて眠りにつくことができるでしょう。

3行日記はとても簡単ですが、効果は大きく、私自身その恩恵にあずかっています。ある日の私の3行日記はこんな感じです。

1　朝、名刺を忘れた（前の晩にチェックするようにしよう！）
2　病院の窓からの夕日が美しい
3　電車は座らない

私は、かつてイギリスとアイルランドに留学し、現地の医療機関で働いていました。非常に多忙で、医師として充実した日々を送れた反面、ともすると自分を振り返る時間を失いがちでした。そんなとき、アイルランドで一緒に働いていた現地の医師がすすめてくれたものが原型です。彼のやり方に私なりに改正を加え、もう30年以上も続けています。

健康は習慣から生まれる

本書の終わりに、真の健康を手に入れるための「血流を改善する4週間プログラム」を紹介しておきます。

ぜひ、ワクワクした気持ちで取り組んでください。

このプログラムの最大の目的は血液の質と流れを改善することですが、「続ける」ということにも大きな価値があります。

私たちは、「○○を始めよう」と決心しては、挫折を繰り返します。

あなたも、新年を迎えるたびに目標を立て、三日坊主であきらめることを繰り返してはいませんか？

多くの人が、新しく始めたことを1週間も続けることができずにいます。その一番の理由は、そもそも人間は飽きやすくできているからです。

また、欲張って大きなことをやろうとするのも失敗の原因です。いくらいいものでも高いお金がかかるものも長く続けにくいでしょう。

本当は、簡単にできる当たり前のことから始めたほうがいいのです。その典型例が「体重を量ること」です。

こうした、常にできること、お金がかからないことを、まず3日やってみましょう。3日できれば1週間続きます。1週間続けることができれば2週間続き、2週間続けることができれば1カ月続きます。

こうやって、1カ月、2カ月と当たり前のことを続けることができたとき、あなたの中に明らかな変化が生まれるはずです。できなかった日があっても気にせず、また次の日から始めればいいのです。

おすすめの方法は、手帳やカレンダーに「やった」という印を残しておくことです。手帳に星印（★）をつけてもいいですし、カレンダーにシールを貼るのもいいでしょう。そうやって、「やった記録」を自分で見ることも自信につながります。

まずは**「できた」という体験を味わってみましょう。**

きっと、続けていくことで心が元気になっていくのを感じるでしょう。

そのときのあなたは、まさに「ゾーン」に入っています。今よりもずっと自分の心身の声に敏感になり、真の健康づくりのための選択も正しくできるようになっていることでしょう。

これまででの健康の正体

- 未来を心配してもしょうがない。今できることをすぐ始める。
- 信頼できる近所のクリニックを見つける。
- 症状が続いたら、迷わずまず病院に行く。

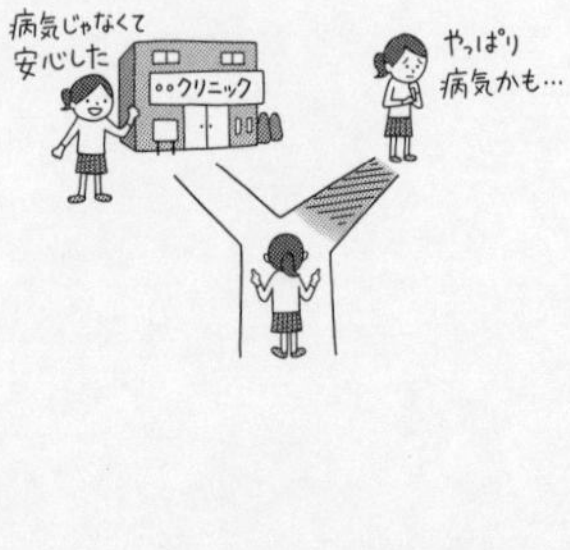
病気じゃなくて
安心した
○○クリニック
やっぱり
病気かも…

健康スイッチ
ＯＮ！

血流を改善する
４週間プログラム

【始める前に】

▶ 最初の３日間は①だけ、次に①と②、２週目からは①＋②＋③、３週目からは①＋②＋③＋④、４週目からは①＋②＋③＋④＋⑤と少しずつ増やしていきましょう。
▶ 朝、食事をする前に行うのがおすすめです。
▶ 無理はせず、痛みを感じたらやめましょう。
▶ できない日があっても大丈夫。また次の日再開しましょう！
▶ 実践できた日は、手帳やカレンダーなどに「やった」という目印を残しましょう。

最初の3日間 ❶

1日	2日	3日	4日	5日	6日	7日	8日	9日	10日	11日	12日	13日	14日
15日	16日	17日	18日	19日	20日	21日	22日	23日	24日	25日	26日	27日	28日

最初の3日間は体重計に乗る

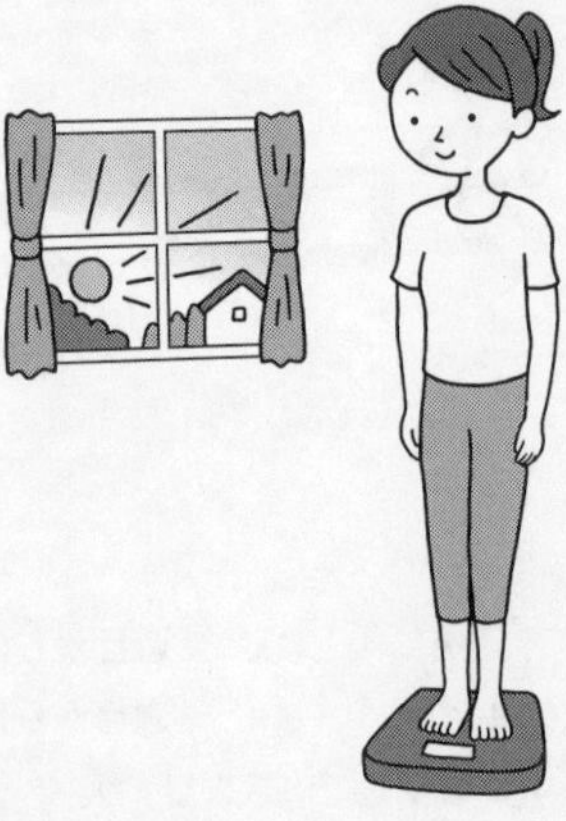

POINT

体重の増減の確認はもちろんですが、

「毎朝自分の体を気にかける習慣を身につける」

ことが目的です。

4〜7日目 ❷

1日	2日	3日	4日	5日	6日	7日	8日	9日	10日	11日	12日	13日	14日
15日	16日	17日	18日	19日	20日	21日	22日	23日	24日	25日	26日	27日	28日

体重計に乗ったあとに、かかとの上げ下げ運動

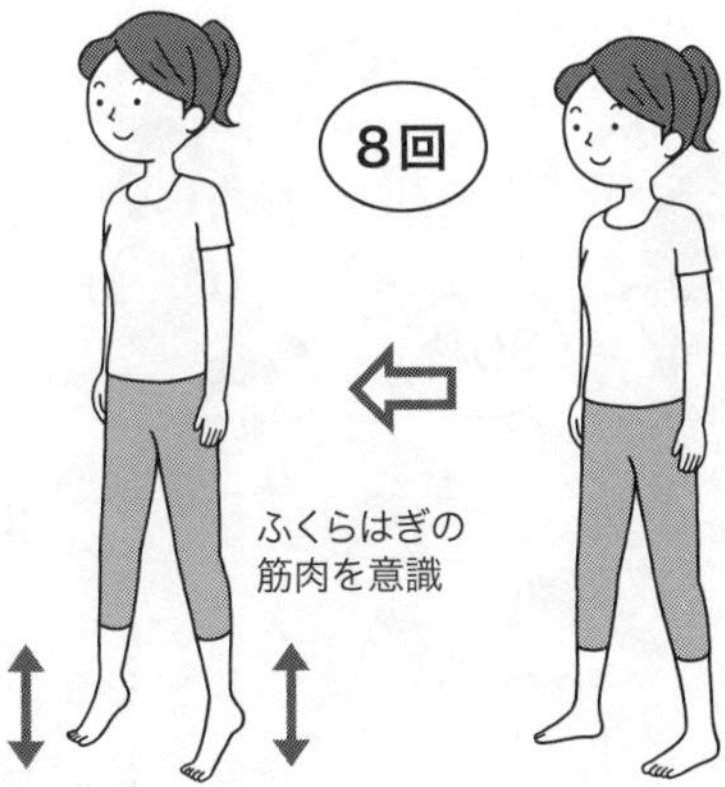

POINT

肩幅に足を開いた姿勢で、かかとの上げ下げをします。
このとき、ふくらはぎの筋肉を意識しましょう。
足腰に自信がない人は壁やイスなどを支えにしながら
やってみてください。

2週目～ ③

1日	2日	3日	4日	5日	6日	7日	8日	9日	10日	11日	12日	13日	14日
15日	16日	17日	18日	19日	20日	21日	22日	23日	24日	25日	26日	27日	28日

頭と顔をタッピングして副交感神経をアップ

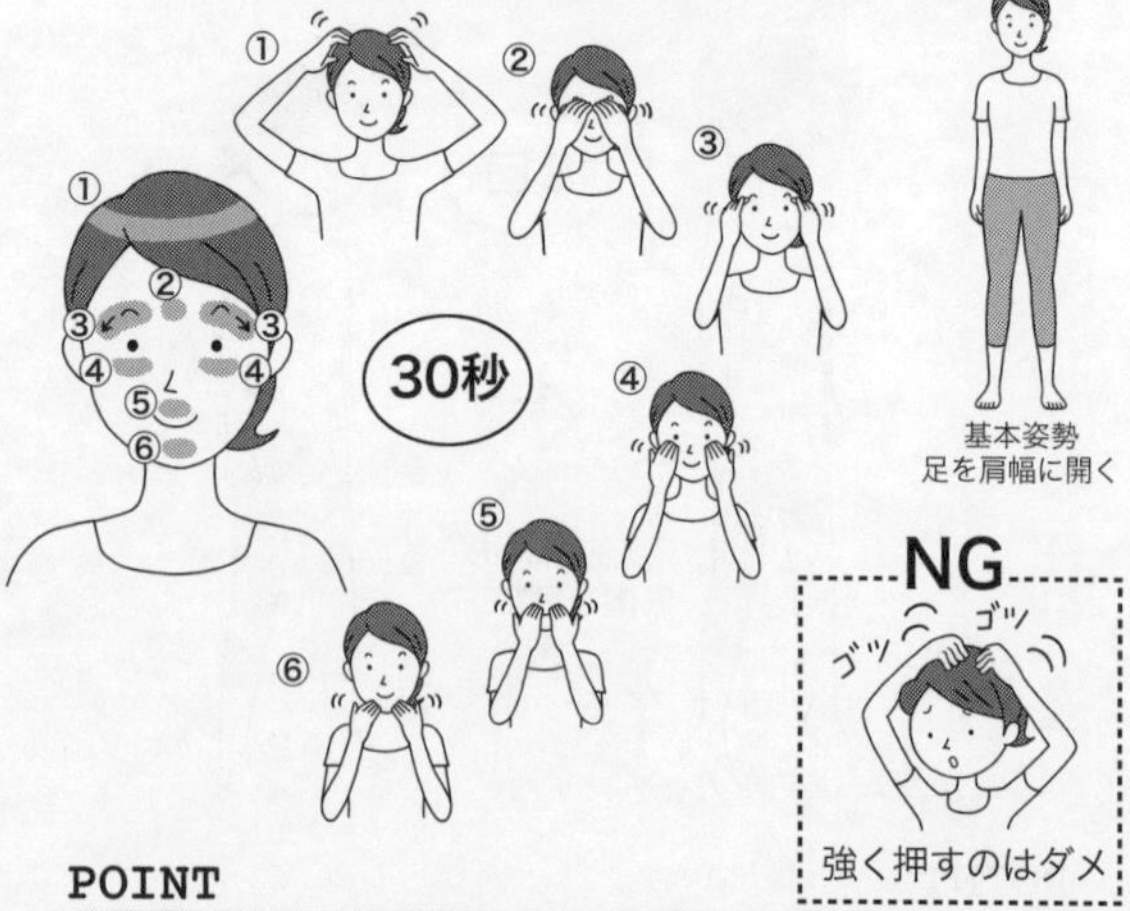

POINT

指先を使って触れるくらいの優しい刺激で頭と顔をタッピングすることで副交感神経が活性化します。厳密な位置は気にせず、気持ちいいと感じる場所をタッピングしてみましょう。ゆっくりと呼吸しながらやることで血流を促進できます。

3週目～ ❹

1日	2日	3日	4日	5日	6日	7日	8日	9日	10日	11日	12日	13日	14日
15日	16日	17日	18日	19日	20日	21日	22日	23日	24日	25日	26日	27日	28日

エクササイズを1種類

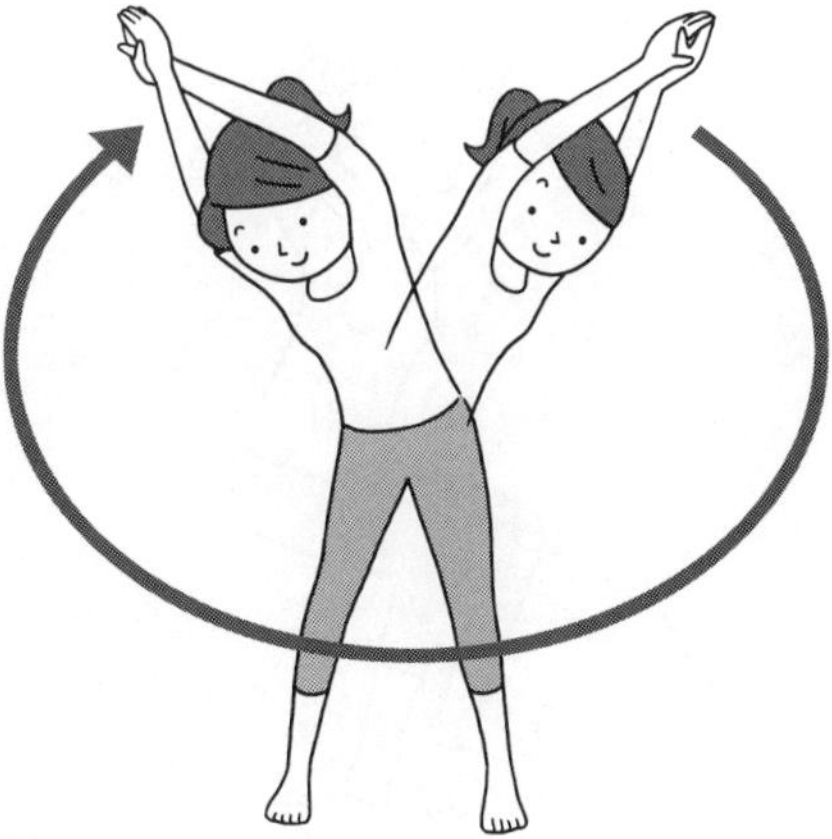

POINT

202~203ページのエクササイズをどちらか1種類行います。全身を伸ばしながら上半身を回せば、指先からお尻の筋肉まで効いてきます。上半身の血の巡りがよくなりますよ。

4週目～ ❺

1日	2日	3日	4日	5日	6日	7日	8日	9日	10日	11日	12日	13日	14日
15日	16日	17日	18日	19日	20日	21日	22日	23日	24日	25日	26日	27日	28日

スクワットにチャレンジ

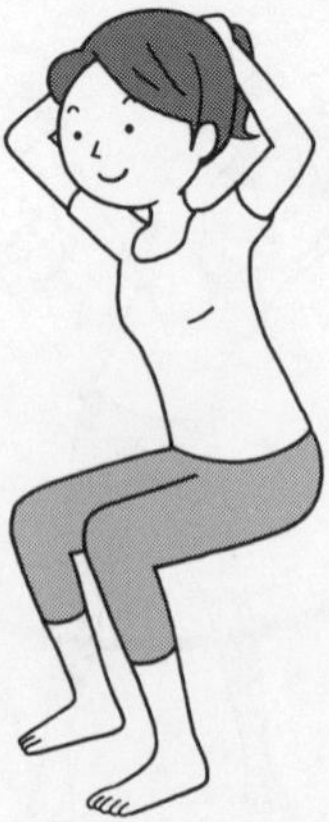

POINT

193～195ページの方法で朝晩5～20回ずつスクワットをしてみましょう。下半身の筋力をアップして全身に血を巡らせましょう。

健康スイッチ

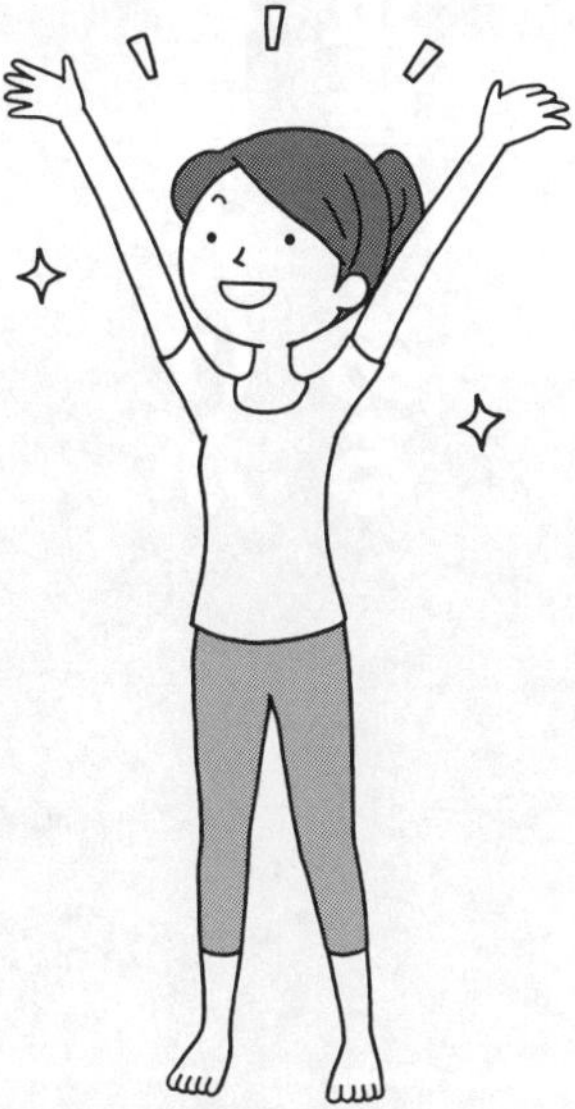

ON!

おわりに

健康だけが平等である

私も還暦が近くなってきて、最近よく考えることがあります。

世の中には不平等なことはいろいろあるものの、健康だけが平等なのに、なぜみんなそれに気づかないのだろう、ということです。

会社で「あれがしたい」「こうしたい」と考えを提案しても、なかなか思うようにいかないことはありますよね。何かしら口をはさむ人、反対する人がいるものです。

でも、健康だけは誰にも管理されていません。監視もありませんし、誰も他人の健康を奪うことはできないのです。

だから、もしあなたが、明日病気になったとしても、そのことを他人のせいにはできません。

それはいちばんつらいことです。

たいていのことは誰かのせいにできます。会社のせい、家族のせい、仕事のせい、何か盗まれたら泥棒のせい……。嫌なことがあっても何かのせいにすれば、バランスがとれます。

でも、健康は違います。誰のせいにもできません。

お酒を飲みすぎていたことも、たばこを吸っていたことも、運動をしてこなかったことも、病院に行かなかったことも、薬を飲まなかったことも、あなたが選んでやってきたことです。

だから、病気になると、気持ちのやり場がなくて苦しいのです。

肝臓がんになった人はお酒を飲みすぎたことを悔やみ、肺がんになった人はたばこをやめておけばよかったと悔やみます。

そうしなければ今とは違う未来があったのではないかと、体に悪いことだとわかっていても続けてきてしまったことを後悔します。

しかし、それでは遅いのです。

健康を望むかどうかはあなた次第です。

健康でいるために何を選択するかもあなた次第。

健康こそ、平等です。

平等なものは大切にしたほうがいいに決まっています。

あなたは健康でいられる権利を持っていて、それを行使することを止める人はいません。

自分の体調が悪かったら、病院に行けばいいだけのこと。行くなと言う人は誰もいないでしょう。それに気づかないふりをしてしまうのは、権利を放棄していることと一緒なのです。

私には、この平等に与えられた権利を放棄した人が病気になっているように思えます。放棄というのは、日々の生活の仕方だったり、健康診断の結果がわかってからのドクターショッピングだったりします。

また、長年患者さんを診ていると、病気にもなり方というものがあるのではないかと感じます。食事にも気をつけ、運動もして、定期健診も受けた——それでも病気になったときには、ショックはショックだけれど立ち直りも早い患者さんがいるものです。

そういう患者さんの姿を見ていると、私も人生の最期は、病気になったとしても自分らしく迎えたいと思うようになりました。今は、最期のときを想像すると、それが明るく浮かんでくるのです。

そんな明るい最期を迎えるため、私は今できる健康への選択をするようになりました。

だから、
今から、
始めてほしい

当たり前ですが、まずは病気にならないようにすることが大切です。

そして、もし病気になったとしても、いかに早く健康な状態に戻すかを大切にすればいいのです。

何もやらなければ、何も始まりません。

あなたが変われば、あなたの健康も変わります。


私は医師として、「健康であるためには、血流がすべてである」と断言します。


血流をよくするためには、奇をてらった医療行為は必要ありません。

当たり前のことを丁寧に行えばいいのです。

「体技心」を思い出してください。

第一に体。体さえ健康でいれば、健康な心もついてきます。反対に、体がダメだと心がまいってしまいます。

今、あなたが健康への選択を何もしていないなら、すぐ、始めてみましょう。

今日の一つの行動、一つの選択で、健康へのスイッチが入るかもしれません。

だから、まずやってみてほしいのです。始めてみてほしいのです。続けてみてほしいのです。

遅いということは、ありません。

読み終えた今、この本があなたのスイッチとなりますように。

順天堂大学医学部教授　小林弘幸

文庫版おわりに

2020年に起こったCOVID-19のパンデミックは、世界中を震撼させています。確立された治療法もワクチンもない感染症を前にして、いかなる先進国もなす術を持たず、人々は不安を募らせています。

そして、多くの人が、これまで当たり前だと思っていた普通の生活がどれほど素晴らしく価値あるものだったかについて痛感していることでしょう。

健康とはなにか。

それは普通の生活を送ること。ひとたび健康が損なわれれば、私たちの日常は根底から覆されてしまうのです。

私は医療従事者として、今回も多くの臨床現場を見てきました。

そこには、報道されているように、同じウイルスに感染しても、ごく軽い症状で済む人と重篤な状態に陥る人がいました。不幸にも、働き盛りの年代で命を落とした人も少なくありません。

この差を分けたのは、個々の免疫力です。

つまり、健康とはすなわち免疫力であるとも言えるのです。

人類は、いま直面している危機について必ず乗り越えることでしょう。

しかし、いずれまた未知の病原体が襲ってくる可能性は限りなく高いと私は考えています。世界は、新しいフェーズに突入しているのです。

そうした時代を生き抜くための最優先事項は、免疫力を最良の状態に保つことです。免疫力は、なにか特別な方法によって得られるものではありません。

今までどうやって生きてきたかが、これからのあなたの免疫力を変えていきます。お金をかけてもダメなのです。本書で述べたように、腸のために毎朝コップ一杯の水を飲んだり、筋力を落とさない簡単な運動を行ったりといった王道の方法で血流を改善すること。これに尽きます。

どうか、本書で一生ものの健康法を身につけてください。

２０２０年４月吉日

小林弘幸

本書は二〇一八年十二月にセブン&アイ出版より出版された『医師としてどうしても伝えたいことがある 健康の正体』を改題し、表記・表現などを一部改訂したものです。

サンマーク文庫

自律神経の名医が教える
健康の正体

2020年7月1日　初版印刷
2020年7月15日　初版発行

著者　小林弘幸
発行人　植木宣隆
発行所　株式会社サンマーク出版
東京都新宿区高田馬場2-16-11
電話03-5272-3166

フォーマットデザイン　重原 隆
本文DTP　アルファヴィル
印刷・製本　中央精版印刷株式会社

ISBN978-4-7631-6120-8　C0177

ホームページ　https://www.sunmark.co.jp

サンマーク文庫

好評既刊

聖書に隠された成功法則
松島修

日本一の投資コンサルタントが、これまでの常識を覆す「誰でも成功できる法則」を聖書から解き明かす。

700円

きっと、よくなる！

本田健

600万人にお金と人生のあり方を伝授した著者が、「いちばん書きたかったこと」をまとめた、待望のエッセイ集。

600円

始めるのに遅すぎることなんかない！

中島薫

人生の一歩を、ためらわずに踏み出すための最高の後押しをしてくれるベストセラー、待望の文庫化。

524円

小さいことにくよくよするな！
R・カールソン
小沢瑞穂＝訳

すべては「心のもちよう」で決まる！シリーズ国内350万部、全世界で2600万部を突破した大ベストセラー。

600円

こうして、思考は現実になる
P・グラウト
桜田直美＝訳

これは、「知る」ためではなく、48時間以内に「体験する」ための本である。「9つの方法」で奇跡を起こす！

880円

※価格はいずれも本体価格です。